中医药酒大全

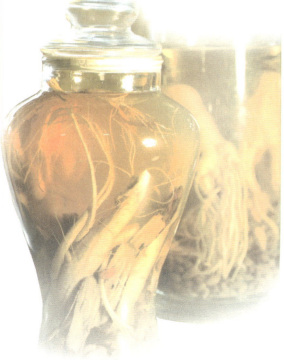

侯鑫磊◎主编

YNK 云南科技出版社
·昆明·

图书在版编目（CIP）数据

中医药酒大全 / 侯鑫磊主编 . -- 昆明：云南科技出版社，2025. -- ISBN 978-7-5587-6241-3

Ⅰ . R289.5

中国国家版本馆 CIP 数据核字第 2025DE1832 号

中医药酒大全
ZHONGYI YAOJIU DAQUAN

侯鑫磊　主编

出 版 人：温　翔

责任编辑：赵敏杰

特约编辑：郁海彤　康永红

封面设计：李东杰

责任校对：孙玮贤

责任印制：蒋丽芬

书　　号：ISBN 978-7-5587-6241-3

印　　刷：三河市南阳印刷有限公司

开　　本：710mm×1000mm　1/ 16

印　　张：9

字　　数：126千字

版　　次：2025年3月第1版

印　　次：2025年3月第1次印刷

定　　价：59.00元

出版发行：云南科技出版社

地　　址：昆明市环城西路609号

电　　话：0871-64192481

前　言

  中国的酒有五千多年的悠久历史。在漫长的发展过程中，形成了其独特的风格。它以生长霉菌为主要微生物的酒曲作为糖化与发酵剂，采用复式发酵、半固态发酵的方式酿造而成。

  人体是一个整体，很多药酒饮用后可通全身、通脏透骨、血通骨长，使血流量变好，帮助恢复人的血管神经功能，给人意想不到的神奇、微妙之感。

  酒与文学艺术、养生保健的关系密不可分。中国酒文化源远流长，妙酒奇香，引得无数文人墨客纷纷吟诗作赋。药酒的应用更是祖国医学的一朵奇葩，古往今来，不少养生医家借酒之功配以良药，帮助久疾之人得以康复。

  药酒是将中药有效成分溶解在酒中而制成的，既保留了酒的独特之处，又发挥了中药的特异功效，还兼有取材容易、制作简单、加减灵活、费用低廉、服用方便、疗效可靠、便于储存等多种优势，内服、外用均宜，急症、久病皆可，特别是对一些顽疾难症的疗效更为显著，受到历代医家的重视和广大群众的欢迎。药酒被广泛应用于防病治病、养生保健等各个方面，是中国医学的重要组成部分。

  药酒的历史源远流长，古今记载药酒方的文献浩如烟海。本书是从茫茫药酒文献资料中撷取部分取材容易，制作方便，实用性、有效性、安全性较好的配方，介绍给广大读者，简单易用，适合药酒爱好者阅读。

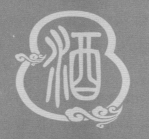

目 录

第三章　防治泌尿系统疾病的药酒

第四章　防治呼吸系统疾病的药酒

第五章　防治消化系统疾病的药酒

第六章　防治皮肤病的药酒

第七章　防治风湿痹痛类疾病的药酒

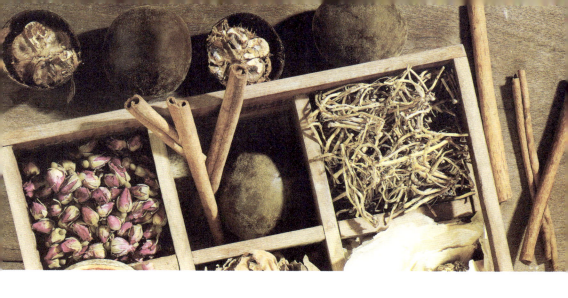

第一章

药酒的相关知识

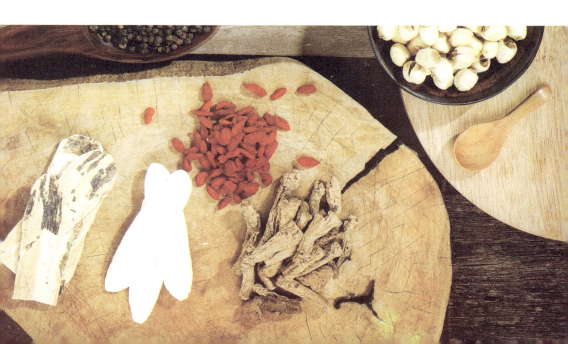

■ 药酒的起源与发展

药酒是选配适当中药材，以度数适宜的白酒或黄酒为溶媒，经过必要的加工，浸出其有效成分而制成的澄清液体。在传统工艺中，也有在酿酒过程中加入适宜的中药材酿制药酒的方法。

药酒应用于防治疾病，在我国医药史上处于重要的地位，是历史悠久的传统剂型之一，至今仍在国内外医疗保健事业中享有较高的声誉，本文将为大家介绍药酒的起源与发展历史。

药酒的起源

我国最古老的药酒酿制方，是在 1973 年马王堆出土的帛书《养生方》和《杂疗方》中。从《养生方》的现存文字中，可以辨识的药酒方共有五个。

①用麦冬（即颠棘）配合秫米等酿制的药酒（原题："以颠棘为浆方"治"老不起"）。

②用黍米、稻米等制成的药酒（原题："为醴方"治"老不起"）。

③用石膏、藁本、牛膝等酿制的药酒。

④用漆和乌喙（乌头）等酿制的药酒。

⑤用漆、节（玉竹）、黍、稻、乌喙等酿制的药酒。

《杂疗方》中酿制药酒只有一方，即用智（不详）和薜荔根等药放入瓶（古代一种炊事用蒸器）内制成醴酒。其中大多数资料已不齐，比较完整的是《养生方》"醪利中"的第二方。该方包括了药酒完整的制作过程、服用方法、功能主治等内容，是酿制药酒工艺最早的完整记载，也是我国药学史上的重要史料。

药酒的发展

早在新石器时代晚期的龙山文化遗址中，就发现了很多陶制酒器。远古时代的酒不易保存，所以大多数是将药物加入酿酒原料中一起发酵。采用药物与酿酒原料同时发酵的方法，发酵时间较长，药物成分可充分溶出。

殷商时代，酿酒业更加普遍。当时的人们已掌握了曲蘖酿酒的技术。从甲骨文的记载可以看出，商朝对酒极为珍重，把酒作为重要的祭祀品。

周代，饮酒之风盛行，已设有专门管理酿酒的官员，称"酒正"。酿酒的技术也日臻完善，到西周时期，已有较好的医学分科和医事制度。

先秦时期，中医的发展已达到可观的程度，中国的医学典籍《黄帝内经》也出于这个时代。

汉代，随着中药方剂的发展，

药酒也渐渐成为其中的一部分，其表现是临床应用的针对性大大加强，疗效也进一步得到提高。酒煎煮法和酒浸渍法大约始于汉代。

隋唐时期，是药酒使用较为广泛的时期，许多经典典籍都收录了大量的药酒与补酒的配方和制法。记载最丰富的当数孙思邈的《千金方》，共有药酒方 80 余方，涉及补益强身，内科、外科、妇科等多个方面，对酒及酒剂的不良反应也有一定认识，并针对当时一些嗜酒所致的病状，研制了不少相应的解酒方剂。

宋朝时期，随着科学技术的发展，制酒事业也有所发展。得益于雕版印刷的发明，加上政府对医学事业的重视，使得当时中医临床和理论得到了发展，对药酒的功效也渐渐从临床上升到理论。

元代大都是当时世界各国最繁华的都城。国内外名酒荟萃，种类繁多，更成为元代宫廷的特色。由蒙古族营养学家忽思慧编撰的《饮膳正要》就是在这个时期产生的，它是我国第一部营养学专著，共 3 卷，于天历三年（1330 年）成书。

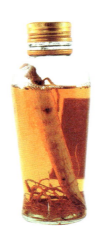

明代宫廷建有御酒房，专造各种名酒，尚有"御制药酒五味汤、珍珠红、长春酒"。当时民间作坊也有不少酒制作出售，这些酒成为了人们常酿的传统节令酒类，其中为数不少的就是药酒。举世闻名的《本草纲目》是由明代医学家李时珍编撰而成，收集了大量前人和当代人的药酒配方，据统计有 200 多种，绝大多数是便方，具有用药少、简便易行的特点。

清代乾隆初年，有"酒品之多，京师为最"之说。清代王孟英所编撰的食疗名著《随息居饮食谱》中的烧酒一栏就附有 7 种保健药酒的配方、制法和疗效，大多以烧酒为酒基，可促进药中有效成分的溶解。在清宫佳酿中，也有一定数量的药酒，如夜合枝酒，即为清宫御制之一的药酒。

元、明、清时期，我国已经积累了大量的医学文献。前人的宝贵经验受到了元明清时期医家的普遍重视，因而出版了不少著作，如元代忽思慧的《饮膳正要》、明代朱橚等人的《普济方》、方贤的《奇效良方》、王肯堂的《证治准绳》等。其中，明、清两代更是药酒新配方不断涌现的时期，如明代吴某的《扶寿精方》、龚庭贤的《万病回春》《寿世保元》、清代孙伟的《良朋汇集经验神方》、陶承熹的《惠直堂经验方》、项友清的《同寿录》等。

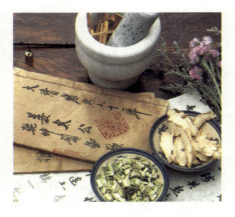

厂，发展中药事业，使药酒的研制工作呈现出新的局面。

随着现代科学技术的发展，人们对中医药理论有了更彻底的理解和更深层次的阐述，特别是对中药成分的分类、结构、性质等有了更加明确的认识。目前，酒的酿造工艺日臻完善，质量标准的制定使得药酒质量大大提高，并且逐渐趋于产业化。

我们有理由相信，中华药酒在继承和发扬传统药酒制备方法优点的基础上，结合先进的现代酒剂制备工艺，必定会发生质的突破，在预防和治疗疾病方面的功效也将会更加显著。

民国时期，由于战乱频繁，药酒研制工作和其他行业一样，也受到一定影响，进展不快。中华人民共和国成立以后，政府对中医中药事业的发展十分重视，建立了不少中医医院、中医药院校，并开办药

■ 药酒的特色与作用

药酒就是将一些药合理搭配，按照一定的比例和方法，与酒配制成一种可用于保健、治疗的酒剂。药酒的特点表现为适应范围广、便于服用、吸收迅速，能准确掌握剂量，还有比其他剂型的药物更容易保存、见效快、疗效高等优点。

从根本上讲，药酒的医疗保健作用大致分为两种：一种是对人体有滋补作用的补益性药酒，另一种是针对某些疾病起防治作用的治疗性药酒。

药酒的特色

①药酒本身就是一种可口的饮料。一杯口味醇正、香气浓郁的药酒，既没有古人所讲"良药苦口"的烦恼，也没有现代打针补液的痛苦，给人们带来的是一种佳酿美酒的享受，所以人们乐意接受。

②药酒是一种加入中药材的酒，而酒本身就有一定的保健作用。它能减轻心脏负担，帮助消化吸收，增强血液循环，促进新陈代谢，增加细胞活力等。

③酒又是一种良好的有机溶媒，其主要成分乙醇，有良好的穿透性，易于进入药材组织细胞中，可以把

中药里的大部分水溶性物质，以及不能被水溶解而需用非极性溶媒溶解的有机物质溶解出来，更好地发挥生药原有的作用。服用后又可借酒的宣行药势之力，促进药物最大限度地发挥疗效，并可按不同的中药配方，制成各种药酒来治疗各种不同的病症。

④中国药酒适用范围较广，几乎涉及临床所有科目。当然，其中有些可能是古代某位医者个人的经验，是否能普遍应用，还须进一步验证，但从总体来看，当以可取者多。

⑤由于酒有防腐消毒作用，当药酒中乙醇含量为40%以上时，可延缓许多药物的水解，增强药剂的稳定性。所以药酒久渍不易腐坏，长期保存不易变质，并可随时服用，十分方便。

药酒的作用

理气活血

气是构成人体和维持人体生命活动的最基本物质；血具有濡养滋润全身脏腑组织的作用，是神志活动的主要物质基础。药酒能起到益气补血、振奋精神、增强食欲、调理身心等作用，且效果显著。

滋阴壮阳

阴虚则热、阳虚则寒，阴阳的偏盛、偏衰都有可能产生病症。药酒的作用在于，通过调和阴阳，利用其相互交感、对立制约、互根互用、消长平衡、相互转化的特点，达到壮肾阳、滋肾阴的目的，对人体健康多有益处。

舒筋健骨

肾主骨生髓，骨骼的生长、发育、修复，全赖肾的滋养；肝主筋，肝之气血可以养筋。药酒可以起到补肾、补肝的作用，从而达到舒筋健骨的功效。

补脾和胃

脾主运化、主升清、主统血，胃主受纳、主通降，脾和胃互为表里，共同完成饮食的消化吸收及其精微的输布，从而滋养全身。肺病日久则可影响到脾，导致脾的功能失调、气虚，从而出现不良症状。

养肝明目

肝开窍于目，又有藏血功效；眼依赖于血濡养来发挥视觉功能，而肝病往往反映于目。药酒可以起到保肝护肝、增强视力的作用。

益智安神

在现代生活中，人们遭受着内

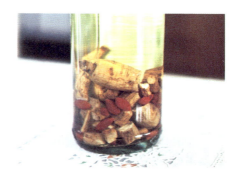

在和外在的双重压力，身体不堪负荷，常会出现"亚健康"的症状。心主血脉、主藏神，应养心血、补心气，使心的气血充盈，才能有效推动血行，达到精神旺盛的目的，也应时常注意情志调节，凝神定心。

由此可见，药酒的作用是多种多样的，既有医疗作用，又有滋补保健作用，乃一举两得，真可谓善饮也。

■ 药酒的泡制

泡制药酒，是决定药酒最后成品质量好坏的重要环节。从器具挑选、药材准备到具体制作，每一个步骤都需要精准到位。不熟悉药酒泡制过程的人，可以先向其他有经验的人学习之后再实践，或者在专人指导下完成，以便更快掌握药酒的泡制方法，本文将告诉大家如何正确泡制药酒。

泡酒前的准备工作

药酒服用简便，疗效显著，家庭中亦可自制，但要掌握正确的方法。在制作药酒前，必须做好几项准备工作：

①保持作坊清洁，严格按照卫生要求执行。要做到"三无"，即无灰尘、无沉积、无污染，配制人员亦要保持清洁，闲杂人等一律不准进入场地。

②凡是药酒都有不同的配方和制作工艺要求，并不是每种配方都适合家庭配制，如果对药性、剂量不甚清楚，又不懂药酒配制常识，则切勿盲目配制、饮用药酒，要根据自身生产条件来选择安全、可靠的药酒配方。

③配制药酒，一定要辨清真伪，切忌用假酒配制，以免造成不良后果。按配方选用中药，一定要选用正宗中药材，切忌用假冒伪劣药材。对于来源于民间验方中的中药，一定要弄清其品名、规格，要防止同名异物而造成用药错误。

④准备好基质用酒。目前用于配制药酒的酒类，除白酒外，还有医用酒精（忌用工业酒精）、黄酒、葡萄酒、米酒和烧酒等多种，具体选用何种酒，要按配方需要和疾病而定。

⑤制作前，一般都要将配方中药材切成薄片，或捣碎成粒状。凡

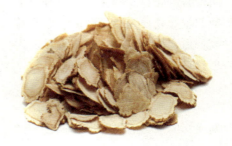

坚硬的皮、根、茎等植物药材可切成3毫米厚的薄片，草质茎、根可切成3厘米长的碎段，种子类药材可以用棒击碎。同时，在配制前要将加工后的药材洗净、冻干后方能使用。

⑥处理动物药材时，宜先除去内脏及污物（毒蛇应去头），用清水洗净，然后用火炉或烤箱烘烤，使之散发出微微的香味。烘烤不仅可除去水分，还可以达到灭菌的效果，并保持浸泡酒的酒精浓度。此外，还可使有效成分更易溶于酒中，饮用起来更加香醇。

⑦药酒制作工具按照中医传统的习惯，除一些特殊的药酒之外，煎煮中药一般选用砂锅等非金属的容器。

⑧要熟悉和掌握配制药酒的常识及制作工艺技术。

药酒的具体制作方法

一般来说，现代药酒的制作多选用浓度为50%～60%的白酒，因为50%浓度或以上的酒在浸泡过程中能最大限度地杀灭中草药材中夹带的病菌，以及有害的微生物、寄生虫及虫卵等，使之能在安全的条件下饮用，更有利于中药材中有效成分的溶出。对于不善于饮酒的人，或者根据病情需要，可以选用低度白酒、黄酒、米酒或果酒等基

质酒，但浸出时间要适当延长，或复出次数适当增加，以保证药物中有效成分的溶出。

制作药酒时，通常是将中药材浸泡在酒中一段时间，使中药材中的有效成分充分溶解在酒中，随后过滤去渣，方可使用。

目前，一般常用的药酒制作方法有如下几种。

冷浸法

冷浸法最为简单，尤其适合家庭配制药酒。

以消脂酒为例，制作过程如下：

①将所用药材切成薄片。

②将切好的药材装入洁净纱布袋中。

③将纱布袋放入容器。

④加入白酒，密封浸泡15日。

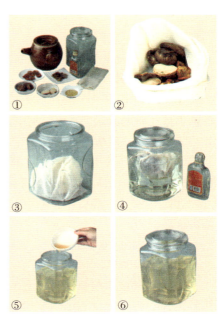

⑤拿掉纱布袋，加入蜂蜜混匀。
⑥取药液饮用。

煎煮法

以当归荆芥酒为例，制作过程如下：
①将所用药材切成薄片。
②将药材放入砂锅，加入白酒。
③用小火熬煮。
④取药液饮用。

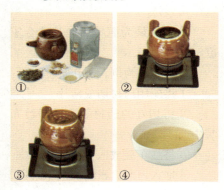

热浸法

热浸法是一种古老而有效的药酒制作方法，制作过程如下：
①将药材和白酒（或其他类型的酒）放在砂锅或搪瓷罐等容器中，然后放到更大的盛水锅中炖煮。
②一般在药面出现泡沫时，即可离火。
③趁热密封，静置半个月，过滤去渣即得药酒。

酿酒法

制作过程如下。
①将药材加水煎熬，过滤去渣后浓缩成药片，也可直接压榨取汁。
②将糯米煮成饭。
③将药汁、糯米饭和酒曲搅拌均匀，放入干净的容器中，密封浸泡10日左右，待其发酵后滤渣，即得药酒。

渗漉法

渗漉法适用于药厂生产，制作过程如下。
①将药材研磨成粗粉，加入适量的白酒浸润2~4小时，使药材充分膨胀。
②将浸润后的药材分次均匀地装入底部垫有脱脂棉的渗漉器中，每次装好后用木棒压紧。
③装好药材后，上面盖上纱布，并压上一层洗净的小石子，以免加入白酒后药粉浮起。
④打开渗滤器下口的开关，慢慢地从渗漉器上部加进白酒，当液体自下口流出时，关闭上口开关，从而使流出的液体倒入渗漉器内。
⑤加入白酒至高出药粉面数厘米为止，然后加盖放置1~2日，打开下口开关，使渗源液缓缓流出。
⑥按规定量收集渗源液，加入矫味剂搅匀，溶解后密封静置数日，再滤出药液，添加白酒至规定量，即得药液。

■ 药酒的正确选用

药酒将药以酒的形式应用，可以从整体调节人的阴阳平衡、新陈代谢，具有吸收快、作用迅速、服用方便等特点。药酒虽好，选择时仍需要因人而异。

懂得如何选用药酒非常重要。一要熟悉药酒的种类和性质；二要针对病情，适合疾病的需要；三要考虑自己的身体状况；四要了解药酒的使用方法。

药酒既可治病，又可强身，但并不是说每一种药酒都包治百病。饮用者必须仔细挑选，了解自己的病症和身体状况，要根据明确的目的选用，服用药酒要与所治疗的病症相一致，切不可人用亦用，见酒就饮。

①气血双亏者，宜选用龙凤酒、山鸡大补酒、益寿补酒、十全大补酒等。

②脾气虚弱者，宜选用人参酒、当归北芪酒、长寿补酒、参桂营养酒等。

③肝肾阴虚者，宜选用当归酒、枸杞子酒、蛤蚧酒、桂圆酒等。

④肾阳亏损者，宜选用羊羔补酒、龟龄集酒、参茸酒、三鞭酒等。

⑤有中风后遗症、风寒湿痹者宜选用国公酒、冯了性药酒等。

⑥风湿性类风湿性关节炎、风湿所致肌肉酸痛者，宜选用风湿药酒、追风药酒、风湿性骨病酒、五加皮酒等。风湿症状较轻者可选用药性温和的木瓜酒、养血愈风酒等；风湿多年，肢体麻木、半身不遂者则可选用药性较猛的蟒蛇药酒、三蛇酒、五蛇酒等。

⑦筋骨损伤者，宜选用跌打损伤酒、跌打药酒等。

⑧阳痿者，宜选用多鞭壮阳酒、助阳酒、淫羊藿酒、海狗肾酒等。

⑨神经衰弱者，宜选用五味子酒、宁心酒、合欢皮酒等。

⑩月经病者，宜选用妇女调经酒、当归酒等。

药酒的药材选取，也是相当讲究的。一般要选择补益药，分别有补气药、补血药、补阴药和补阳药四种。同时，还需要考虑饮酒的剂量，药量切勿过多，以免造成身体不适。

药酒所治疾病甚多，可参考本书所列病症之药酒方，随症选用。

总之，选用药酒要因人而异、因病而异。选用滋补药酒时要考虑到人的体质。形体消瘦的人，多偏于阴虚血亏，容易生火、伤津，宜选用滋阴补血的药酒；形体肥胖的人，多偏于阳衰气虚，容易生痰、怕冷，宜选用补心安神的药酒；妇女有经、带、胎、产等生理特点，所以在妊娠、哺乳时不宜饮用药酒；

儿童脏腑尚未发育完全，也不宜饮用药酒；选用以治病为主的药酒，要随证选用，最好在中医师的指导下选用为宜。

■ 药酒的服用与贮藏

服用药酒，不仅仅是喝这么简单，还需要通过药酒的具体效用来决定患者应该使用哪些药酒。哪些药酒用于内服，哪些药酒用于外敷，服用时剂量、规格如何，等等，都是需要注意的地方。

配制好的药酒，不可能立即服用完毕，还有如何贮藏药酒的问题。根据药酒的特性，选取合适的环境封存药酒，使药酒得以完好保存，发挥更大的药效，也是非常重要的一个步骤。

药酒的服用方法

药酒大多数是中药材加上酒泡制而成的，因此药酒也属于药的一种形式，也有其适宜的症状、不良反应以及毒性，所以在服用药酒时，掌握服用方法和剂量是非常重要的。

药酒使用方法一般分为内服和外用两种，外用法一般按照要求使用即可，内服法则要严格根据药酒所适宜的功效来使用。

服用药酒时要适度

根据不同人的不同情况，一般每次可饮用10～30毫升，每日2～3次，或根据病情以及所用药物的性质和浓度来调整。酒量小的患者，可在服用药酒的同时，加入适量清水，或兑入其他饮品一同服用，以减少高度数药酒的刺激性气味。饮用药酒应病愈即止，不宜长久服用。

服用药酒时要注意时间

通常在饭前或睡前服用，一般佐膳服用，以温饮较佳，使药性得以迅速吸收，更好地发挥药性的温通补益作用。有些药酒也应因季节的变化而调整用量，一般夏季炎热可适当减少服用量，冬季寒冷则可适当增加服用量。

服用药酒时要注意年龄和生理特点

若老人服用，要适当减少药量，也要注意观察服用后有无不良反应，或尽量采用外用法；若女性服用，要注意在妊娠期和哺乳期一般不宜饮用药酒，在行经期不宜服用活血功能较强的药酒。

尽量避免同时服用其他药物

服用药酒时要尽量避免同时服用其他药物，若不同治疗作用的药酒交叉使用，可能影响治疗效果。

不宜加糖或冰糖

服用药酒时，不宜加糖或冰糖，以免影响药效，可以加少量蜜糖，因为蜜糖性温和，加入药酒后不仅可以减少药酒对肠胃的刺激，还有利于保持和提高药效。

药酒出现酸败味时忌服

一旦出现药酒质地浑浊、絮状物明显、颜色变暗、表面有一层油膜、酒味转淡、有很明显的酸败味道等情况时，证明该药酒不适宜再服用了。

药酒的贮藏要点

如果贮藏药酒的方法不当，不仅容易使药酒受到污染甚至变质，而且还会影响药酒的疗效。因此，对于一些服用药酒的人来说，掌握一些药酒的贮藏方法是十分必要的。通常情况下，贮藏药酒应注意以下几个要点：

（1）首先，应该将用来盛装药酒的容器清洗干净，然后用开水烫一遍，以达到消毒的目的。

（2）药酒配制完毕后，应及时装入合适的容器中，并盖上盖密封保存。

（3）贮藏药酒的地方最好选择在阴凉通风干燥处，温度在10～20℃为宜。夏季储藏药酒要避免阳光的直接照射，同时要做好防火措施。因强烈的光照可破坏药酒内的有效成分及稳定性和色泽，使药物功效降低。如果用黄酒或米酒配制药酒，冬天要避免受冻变质，一般贮藏在不低于−5℃的环境中。

（4）贮藏药酒时切忌与汽油、煤油、农药以及带强烈刺激性味道的物品一同存放，以免药酒变质、变味，影响治疗的效果。

（5）配制好的药酒最好贴上标签，并写上所用药酒的名称、作用、配制时间、用量等详细内容，以免贮藏时间久导致辨认不清，造成不必要的麻烦，甚至导致误用而引起身体不适。

（6）当药酒的颜色不再加深，表明药物的有效成分已经停止渗出，药酒浓度已达到最大，就可以服用了。一般来说，动物类药酒浸泡1～2周才可以服用，而植物类药酒浸泡3～5日就可以了。有些贵重药材，可反复浸泡，离喝光尚有3厘米的液高时，再次倒入新酒继续浸泡。

■ 药酒的适用范围与使用禁忌

药酒所含的药物成分不同，其功能效用也会有所不同，所适应的群体、病症也往往大不相同。因此，在选择药酒之前，首先应该弄清楚所选药酒的适用范围以及禁忌，综合考虑之后再做出选择，只有对症选择药酒，才能产生较好的疗效，否则，因为药酒选用不当或随意服用，可能会产生负面的影响，严重时甚至危及生命。本文将告诉大家药酒的适用范围以及使用禁忌，希望对大家有帮助！

药酒的适用范围

①防治疾病。由于所选取的药材不同，不同的药酒可以治疗内科、外科、骨科、男科等近百种疾病。很多疾病都可以通过药酒来慢慢治疗，药酒相对于西药来说，对身体的副作用较小，而且效果也甚佳。

②延年益寿。选择合适的中药材来制作药酒，能增强人体免疫功能，改善体质，可以保持旺盛的精力，对中老年人有很大的益处。

③美容养颜。选择合适的药酒对女性来说也有很多好处，可以补血养颜、美白护肤，是爱美女性较好的选择。

④防癌抗癌。选择合适的药材来制作药酒，可以达到防癌抗癌的作用。

药酒的使用禁忌

①儿童、青少年最好不要采用药酒疗法。

②对酒精过敏、患皮肤病的人，应禁用或慎用药酒。

③高血压患者宜戒酒，或尽量少服药酒。

④冠心病、心血管疾病、糖尿病患者病情较为严重时，不宜采用药酒疗法。

⑤消化系统溃疡较重者不宜服用药酒。

⑥肝炎患者由于肝脏解毒功能降低，饮酒后酒精在肝脏内聚积，会使肝细胞受到损害而进一步降低解毒功能，加重病情，因此不宜服用药酒。

⑦女性在妊娠期和哺乳期不宜服用药酒，在正常行经期也不宜饮用活血功能强的药酒。

⑧育龄夫妇忌饮酒过多，容易破坏性行为，并抑制性功能。

⑨用药酒治病可单用，必要时也可与中药汤剂或其他的外治法配合治疗。

⑩外用药酒绝不可内服，以免中毒，危及身体。

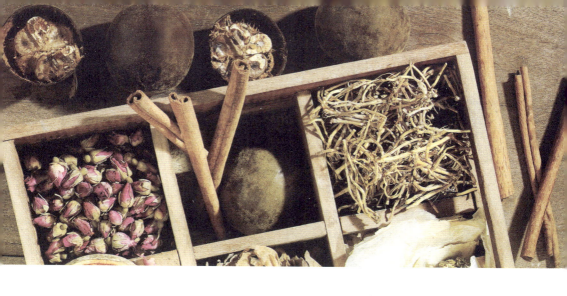

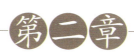

防治心脑血管疾病的药酒

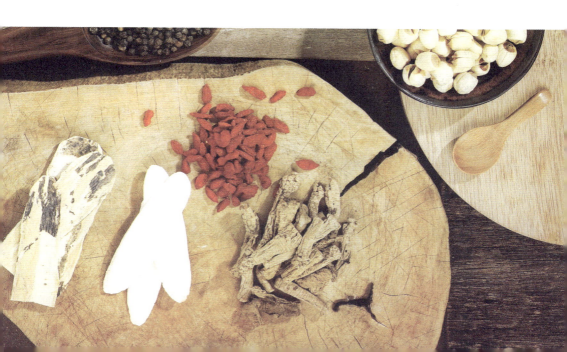

高血压病

复方杜仲酊

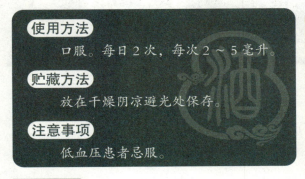

使用方法

口服。每日2次，每次2～5毫升。

贮藏方法

放在干燥阴凉避光处保存。

注意事项

低血压患者忌服。

特别提示

金银花的成色不同，药用效果也不同。金银花自古被誉为清热解毒的良药，以山东产量最大，但河南产的质量最佳。建议购买正规厂家生产的金银花。

制作方法

1. 将下述配方中药材捣碎，装入洁净的纱布袋中。
2. 将装有药材的纱布袋放入容器，加入白酒。
3. 密封浸泡约15日后取出纱布袋，取药酒服用。

功能效用

杜仲具有补肝肾、强筋骨、安胎气、降血压的功效。此款药酒具有镇静降压的功效，适用于高血压病以及肾虚腰痛等不适症状。

药材配方

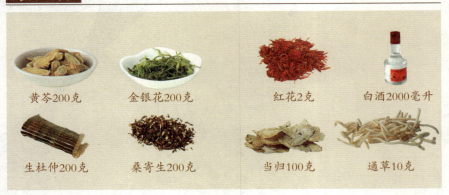

黄芩200克　　金银花200克　　红花2克　　白酒2000毫升

生杜仲200克　　桑寄生200克　　当归100克　　通草10克

桑葚降压酒

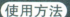

使用方法

口服。每日2次，每次15毫升。

贮藏方法

放在干燥阴凉避光处保存。

注意事项

脾胃虚寒、便溏者忌服。

制作方法

1. 将下述配方中桑葚捣碎入锅，加入800毫升水煎汁，浓缩至100毫升左右的桑葚汁待用。
2. 将糯米用水浸后沥干，放入锅中蒸至半熟。
3. 将桑葚汁倒入蒸好的糯米中，加入研成细末的酒曲，搅拌均匀后密封，使其发酵，如周围温度过低，可用稻草或棉花围在四周保温，约10日后味甜，取药酒服用。

功能效用

此款药酒具有养肝明目、滋阴补肾、润肺止渴、生津润肺的功效，主治高血压、眩晕耳鸣、心悸失眠、内热消渴、血虚便秘、神经衰弱、肝肾阴亏等症。

药材配方

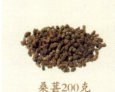
桑葚200克

酒曲40克

糯米1000克

清水800毫升

竹 酒

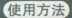

使用方法

口服。每日 2 次，每次 20 毫升。

贮藏方法

放在干燥阴凉避光处保存。

注意事项

孕妇慎服。

制作方法

1. 将下述配方中嫩竹捣碎，装入洁净的纱布袋中。
2. 将装有药材的纱布袋放入合适的容器中，倒入白酒密封。
3. 密封 12 日即成，期间搅拌 2 次，取药酒服用。

功能效用

嫩竹性寒，味甘淡，具有清热除烦，生津利尿的功效。此款药酒具有降低血压、强筋健骨、清热利窍的功效，适用于原发性高血压、便秘、痔疮等疾病。

药材配方

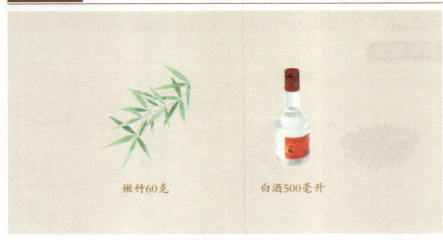

嫩竹60克   白酒500毫升

高脂血症

消脂酒

使用方法

口服。每日 2 次，每次 20 ～ 30 毫升。

贮藏方法

放在干燥阴凉避光处保存。

注意事项

孕妇不宜服用。

制作方法

1. 将下述配方中药材切成薄片，装入洁净的纱布袋中。
2. 将装有药材的纱布袋放入合适的容器中，倒入白酒后密封。
3. 浸泡约 15 日后取出纱布袋。
4. 加入蜂蜜混匀后即可服用。

功能效用

　　山楂有消食化积、活血散瘀的功效；泽泻具有显著的利尿、降压、降血糖、抗脂肪肝的功效；丹参具有凉血消痈、清心除烦、养血安神的功效。此款药酒具有补脾健胃、活血祛脂的功效，适用于高脂血症。

药材配方

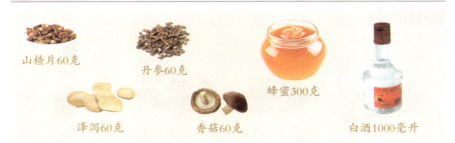

山楂片60克　　丹参60克　　蜂蜜300克

泽泻60克　　香菇60克　　白酒1000毫升

心绞痛

灵芝丹参酒

使用方法

口服。每日 2 次，每次 20 ～ 30 毫升。

贮藏方法

放在干燥阴凉避光处保存。

注意事项

孕妇慎服。

制作方法

1. 将下述配方中灵芝、丹参、三七分别捣碎，装入洁净的纱布袋中。
2. 将装有药材的纱布袋放入合适的容器中。
3. 将白酒倒入容器后密封。
4. 每日摇动至少 1 次。
5. 浸泡约 15 日后取出纱布袋，取药酒服用。

功能效用

　　此款药酒具有活血祛瘀、养血安神、滋补肝肾的功效，主治神经衰弱、腰膝酸软、眩晕失眠、头昏等病症，适用于心绞痛、冠心病、神经衰弱。

药材配方

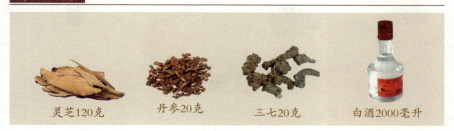

灵芝120克　　丹参20克　　三七20克　　白酒2000毫升

冠心酒

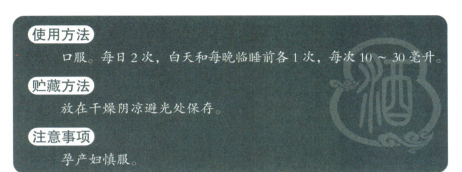

使用方法

口服。每日 2 次，白天和每晚临睡前各 1 次，每次 10 ~ 30 毫升。

贮藏方法

放在干燥阴凉避光处保存。

注意事项

孕产妇慎服。

制作方法

1. 将下述配方中除白酒和冰糖外，其余药材全部切片并捣碎，装入洁净的纱布袋中。
2. 将装有药材的纱布袋放入容器中，加入冰糖和白酒后密封。
3. 浸泡约 7 日后取出纱布袋，取药酒服用。

功能效用

此款药酒具有行气解郁、清心除烦、通阳散结、化痰宽胸、祛瘀止痛的功效，长期饮用可预防和治疗冠心病与心绞痛。

药材配方

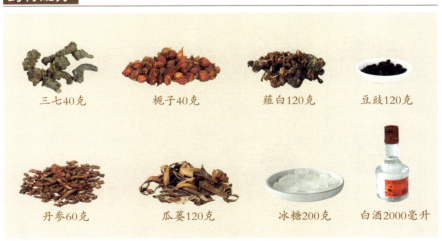

三七40克　　栀子40克　　薤白120克　　豆豉120克

丹参60克　　瓜蒌120克　　冰糖200克　　白酒2000毫升

丹参桃红酒

使用方法

口服。每日2次，每次1份，温热顿服。

贮藏方法

放在干燥阴凉避光处保存。

注意事项

孕妇及月经期妇女不宜服用。

制作方法

1. 将下述配方中药材放入容器中，加入黄酒、清水，一同煎煮20～30分钟。
2. 煎煮好后去渣，分2份药酒服用。

功能效用

此款药酒具有活血通经、化瘀止痛的功效，适用于冠心病、轻度心绞痛。

药材配方

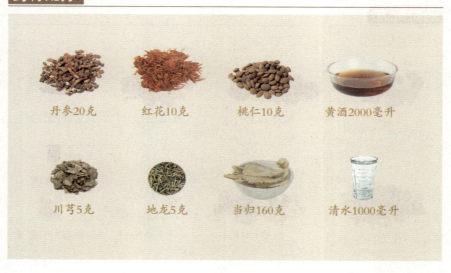

| 丹参20克 | 红花10克 | 桃仁10克 | 黄酒2000毫升 |
| 川芎5克 | 地龙5克 | 当归160克 | 清水1000毫升 |

灵丹三七酒

使用方法

口服。每日2次，每次15～20毫升。

贮藏方法

放在干燥阴凉避光处保存。

注意事项

孕妇及月经期妇女不宜服用。

制作方法

1. 将下述配方中药材研碎，放入容器中，加入白酒，加盖密封浸泡。
2. 每天摇动1次，15日后取药酒服用。

功能效用

此款药酒具有益气、活血的功效，适用于冠心病、高血脂、动脉硬化等症。

药材配方

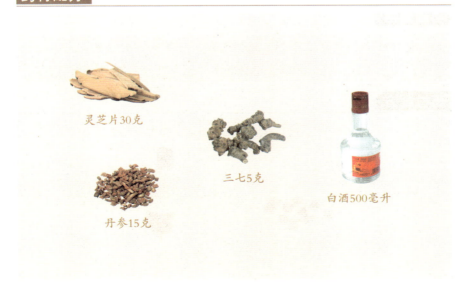

灵芝片30克

三七5克

白酒500毫升

丹参15克

心 悸

安神酒

使用方法
口服。每日2次，每次20毫升。

贮藏方法
放在干燥阴凉避光处保存。

注意事项
宜饭前空腹饮用。

制作方法

1. 将下述配方中龙眼肉装入洁净的纱布袋中。
2. 将装有龙眼肉的纱布袋放入合适的容器中。
3. 将白酒倒入容器后密封。
4. 浸泡30日后取出纱布袋，取药酒服用。

功能效用

　　此款药酒具有健脾养心、滋补气血、益智安神的功效，主治心悸怔忡、虚劳羸弱、健忘失眠、倦怠乏力、面色无华、精神不振等症。

药材配方

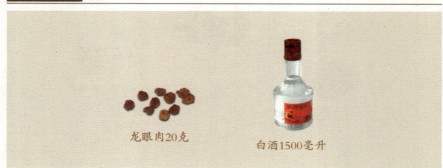

龙眼肉20克

白酒1500毫升

柏子仁酒

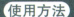 **使用方法**

　　口服。每次 10 ～ 20 毫升，每日早、晚各服 1 次。

贮藏方法

　　放在干燥阴凉避光处保存。

注意事项

　　无明显禁忌，少儿不宜饮用。

制作方法

1. 将下述配方中柏子仁研碎，装入洁净的纱布袋内，扎紧袋口，放入容器中，加入白酒浸泡。
2. 每日振摇 1 次，7 日后取药酒服用。

功能效用

　　此款药酒具有养血安神、益气健脾的功效，适用于心脾两亏所致的惊悸、失眠、健忘等症。

药材配方

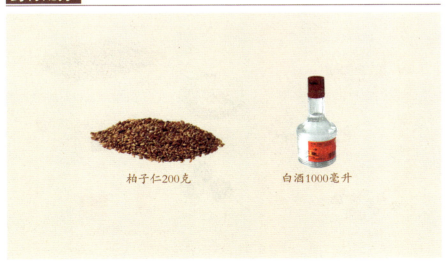

柏子仁200克　　　　　　　白酒1000毫升

补心酒

使用方法

口服。每日 2 次，每次 30 ~ 50 毫升，或适量。

贮藏方法

放在干燥阴凉避光处保存。

注意事项

感冒及实热证所致心烦失眠者忌服。

制作方法

1. 将下述配方中药材研碎，用绢袋装好（扎紧袋口），置于瓷罐中。
2. 瓷罐中倒入白酒，加盖密封，置于阴凉干燥处。
3. 每日摇动数次，7 日后开封取药酒服用。

功能效用

此款药酒适用于阴血不足、心神失养所致的心烦、心悸、睡眠不安、精神疲倦、健忘等症。

药材配方

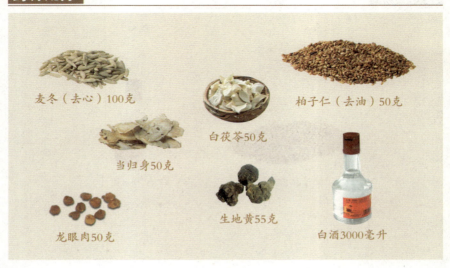

麦冬（去心）100克

白茯苓50克

柏子仁（去油）50克

当归身50克

龙眼肉50克

生地黄55克

白酒3000毫升

心律失常

怔忡药酒

使用方法

口服。早、晚各 1 次，每次 15 ~ 20 毫升。

贮藏方法

放在干燥阴凉避光处保存。

注意事项

心动过速者忌服。

制作方法

1. 将下述配方中 6 味药材捣碎，装入洁净的纱布袋中。
2. 将装有药材的纱布袋放入合适的容器中，倒入白酒密封。
3. 浸泡 7 日后，过滤后的药酒即可服用。

功能效用

此款药酒具有养血安神、宁心益智的功效，主治心血虚少所致的头昏乏力、惊悸怔忡，有养血宁心的作用，对于心血虚所致的各种心律失常有一定作用。

药材配方

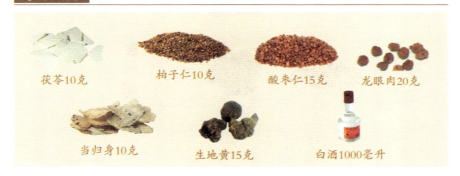

茯苓10克　　柏子仁10克　　酸枣仁15克　　龙眼肉20克

当归身10克　　生地黄15克　　白酒1000毫升

参苏酒

制作方法

1. 将下述配方中药材捣碎，装入洁净的纱布袋中。
2. 将装有药材的纱布袋放入合适的容器中，倒入白酒。
3. 浸泡 7 日后，过滤后的药酒即可服用。

功能效用

　　此款药酒具有益气活血、安神宁心的功效，主治气虚血瘀所致的心律失常，血瘀所致的胸闷心悸和失眠。

药材配方

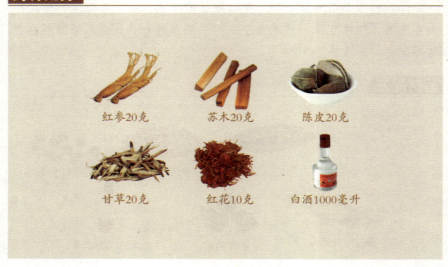

红参20克　　　　苏木20克　　　　陈皮20克

甘草20克　　　　红花10克　　　　白酒1000毫升

眩 晕

补益杞圆酒

使用方法

口服。每日 2 次，每次 10 ～ 20 毫升。

贮藏方法

放在干燥阴凉避光处保存。

注意事项

孕妇慎服。

制作方法

1. 将下述配方中枸杞子和龙眼肉捣碎，装入洁净的纱布袋中。
2. 将装有药材的纱布袋放入合适的容器中，倒入白酒后密封。
3. 每日摇动数次。
4. 浸泡约 10 日后取出纱布袋，取药酒服用。

功能效用

枸杞子性平、味甘，具有补肝益肾之功效。此款药酒具有养肝补肾、补益精血、养心健脾的功效，适用于肾虚血虚所致的头晕目眩、腰膝酸软、乏力倦怠、健忘失眠、神志不宁、目昏多泪、食欲不佳等症。

药材配方

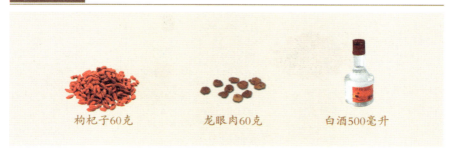

枸杞子60克　　　　龙眼肉60克　　　　白酒500毫升

菊花地黄酒

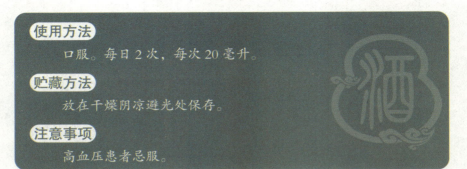

使用方法

口服。每日 2 次，每次 20 毫升。

贮藏方法

放在干燥阴凉避光处保存。

注意事项

高血压患者忌服。

制作方法

1. 将下述配方中 4 味药材洗净，炒干，装入洁净的纱布袋中。
2. 将装有药材的纱布袋置于装有白酒的容器中浸泡 2 ～ 3 周，取药酒服用。

功能效用

　　此款药酒具有滋肾、平肝、清热的功效，适用于治疗头晕目眩、失眠多梦、腰膝酸软等肾虚肝旺之症。

药材配方

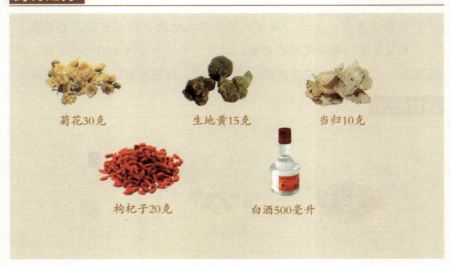

菊花30克　　　生地黄15克　　　当归10克

枸杞子20克　　　白酒500毫升

再生障碍性贫血

鹿茸山药酒

使用方法

口服。每日3次，每次15～20毫升。

贮藏方法

放在干燥阴凉避光处保存。

注意事项

大便燥结者慎服。

制作方法

1. 将下述配方中鹿茸、山药放入容器中。
2. 将白酒倒入容器中。
3. 密封浸泡7日后取出。
4. 过滤去渣，取药酒服用。

功能效用

　　鹿茸具有提高身体抗氧化能力、降血压、调整心律的功效；山药含有的营养成分和黏液质、淀粉酶等有滋补作用，能助消化、补虚劳、益气力、长肌肉。此款药酒具有补肾壮阳的功效，主治阳痿早泄、再生障碍性贫血、其他贫血症。

药材配方

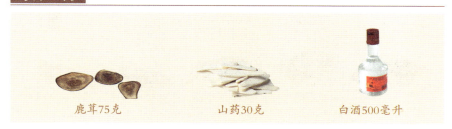

鹿茸75克　　　　山药30克　　　　白酒500毫升

壮血药酒

使用方法

口服。每日2次，每次15～20毫升。

贮藏方法

放在干燥阴凉避光处保存。

注意事项

①忌油腻辛辣食物。②孕妇、儿童、感冒患者不宜服用。

制作方法

1. 将下述配方中炒白术、炙甘草、鸡血藤、骨碎补、五指毛桃蒸2小时后放凉。然后与配方中其他药材一起捣碎，混匀，装入洁净的纱布袋。
2. 将装有药材的纱布袋放入容器中，加入白酒，密封浸泡40日后，取出纱布袋，取药酒服用。

功能效用

此款药酒具有补气养血、舒经通络、强壮筋骨、健脾养胃的功效，主治贫血、病后体虚、腰膝酸痛、妇女带下、月经不调。

药材配方

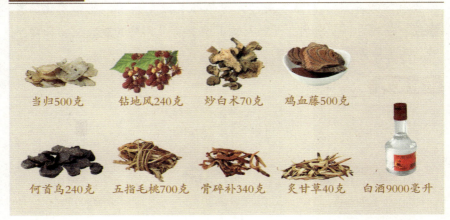

当归500克　　钻地风240克　　炒白术70克　　鸡血藤500克

何首乌240克　　五指毛桃700克　　骨碎补340克　　炙甘草40克　　白酒9000毫升

桂圆补血酒

使用方法

口服。每日 2 次，每次 20 ~ 30 毫升。

贮藏方法

放在干燥阴凉避光处保存。

注意事项

儿童慎服。

制作方法

1. 将下述配方中药材捣碎，装入洁净的纱布袋中。
2. 将装有药材的纱布袋放入合适的容器中。
3. 将白酒倒入容器中。
4. 浸泡约 15 日后取出纱布袋，取药酒服用。

功能效用

　　此款药酒具有益精补髓，养心安神的功效，主治血虚气弱所致的贫血、面色无华、容颜憔悴、头晕心悸、失眠健忘、四肢乏力、神经衰弱、须发早白等症。

药材配方

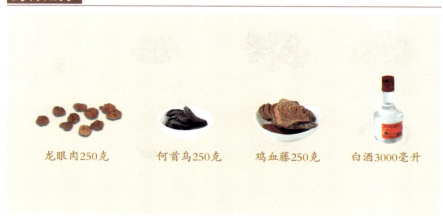

龙眼肉250克　　何首乌250克　　鸡血藤250克　　白酒3000毫升

枸杞熟地酒

制作方法

1. 将下述配方中药材捣碎，装入洁净的纱布袋中。
2. 将装有药材的纱布袋放入容器，倒入白糖和白酒后密封。
3. 浸泡约 15 日后取出纱布袋，取药酒服用。

功能效用

　　此款药酒具有养肝补肾、清心宁神、补血益精的功效，主治失眠多梦、肝肾阴虚、心悸健忘、口干舌燥、面色无华、舌质偏红、脉虚无力、眩晕、贫血等症。

药材配方

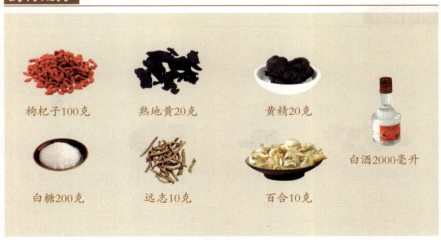

枸杞子100克　　熟地黄20克　　黄精20克

白糖200克　　远志10克　　百合10克　　白酒2000毫升

脑卒中

爬山虎药酒

使用方法

口服。每日 1 ~ 2 次，每次 20 毫升。

贮藏方法

放在干燥阴凉避光处保存。

注意事项

阳虚体质者慎服。

制作方法

1. 将下述配方中爬山虎和西洋参捣碎，麝香（人工）研磨成细粉一并装入洁净的纱布袋中。
2. 将装有药材的纱布袋放入合适的容器中。
3. 将白酒倒入容器中。
4. 密封浸泡约 15 日后取出纱布袋，取药酒服用。

功能效用

爬山虎具有祛风通络、活血解毒的功效；西洋参具有清热去烦、止渴生津的功效。此款药酒具有扶正祛邪、舒经通络的功效，主治重度瘫痪等中风后遗症。

药材配方

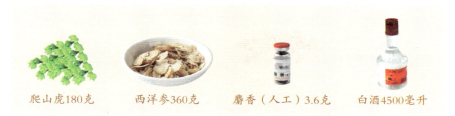

爬山虎180克　　西洋参360克　　麝香（人工）3.6克　　白酒4500毫升

复方白蛇酒

使用方法

口服。每日 2 次，每次 30 ~ 50 毫升。

贮藏方法

放在干燥阴凉避光处保存。

注意事项

孕产妇和儿童慎服。

制作方法

1. 将糯米放入锅中蒸至半熟后放凉，与酒曲拌匀密封，待其酒出。
2. 将下述配方中其余药材捣碎后装入洁净的纱布袋中，放入容器，再加入糯米酒密封，隔水煮沸后浸泡 10 日，取出纱布袋，取药酒服用。

功能效用

此款药酒具有祛风除湿、舒经活络、平肝止痛的功效，主治中风偏瘫、半身不遂、口眼歪斜、风湿痹痛等症。

药材配方

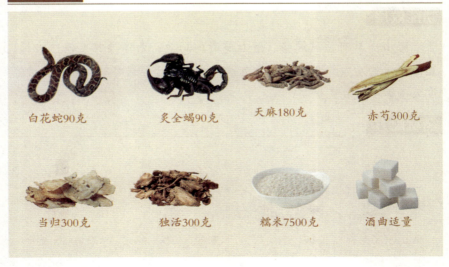

白花蛇90克　　炙全蝎90克　　天麻180克　　赤芍300克

当归300克　　独活300克　　糯米7500克　　酒曲适量

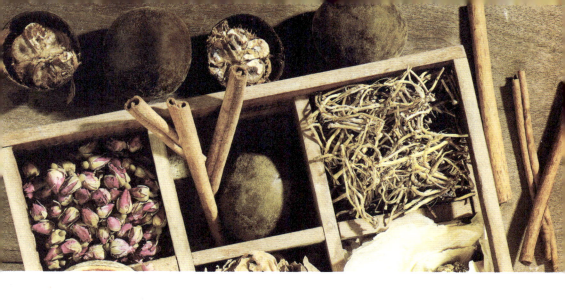

第三章

防治泌尿系统疾病的药酒

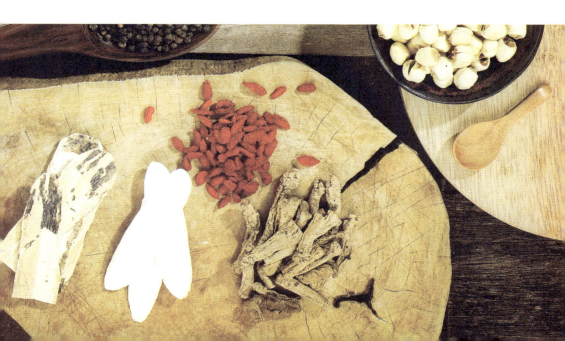

阳 痿

西汉古酒

使用方法

口服。每日 2 次，每次 25～50 毫升。

贮藏方法

放在干燥阴凉避光处保存。

注意事项

①忌油腻食物。②孕妇、儿童、感冒患者不宜服用。

制作方法

1. 用酒炙下述配方中蛤蚧、狗鞭，与配方中其余研磨成粗粉的药材一起放入纱布袋后装入容器中，加入白酒密封浸泡 7 日后取出纱布袋，滤液待用。
2. 将蜂蜜炼至嫩蜜，待温后混匀上述滤液，加入白酒至总量达到 5000 毫升，取药酒服用。

功能效用

　　此款药酒具有补肾壮阳、强壮筋骨、益气安神、温肺定喘的功效，主治面色无华、腰膝酸软、肢冷乏力、心悸不宁、失眠健忘、阳痿不举、遗精早泄等症。

药材配方

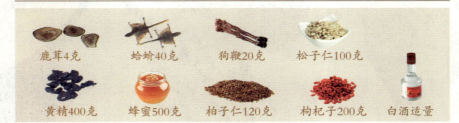

鹿茸4克　蛤蚧40克　狗鞭20克　松子仁100克
黄精400克　蜂蜜500克　柏子仁120克　枸杞子200克　白酒适量

琼浆药酒

使用方法

口服。每日 2 ~ 3 次，每次 10 ~ 15 毫升。

贮藏方法

放在干燥阴凉避光处保存。

注意事项

阴虚阳亢者忌服。

制作方法

1. 将配方中狗脊用砂烫，去毛，黄精用酒炙，补骨脂用盐水炮制，淫羊藿用羊油炮制。
2. 将配方中鹿茸、淫羊藿、狗脊等16味药材捣碎，装入洁净的纱布袋中；把装有药材的纱布袋放入合适的容器中，加入白蜜、红曲、红糖和白酒后密封。
3. 隔水煮2小时后取出放凉，经常摇动，浸泡约7日后取出纱布袋，取药酒服用。

功能效用

鹿茸具有提高机体抗氧化能力、降低血压、减慢心率、扩张外周血管的功效。此款药酒具有补肾壮阳、益气养血的功效，主治肾阳虚衰、精血亏损、体质虚弱、气血不足、腰膝酸软、神疲乏力、精神不振、手足不温、阳痿不举、遗精早泄、宫寒不孕、妇女白带清稀量多等症。

药材配方

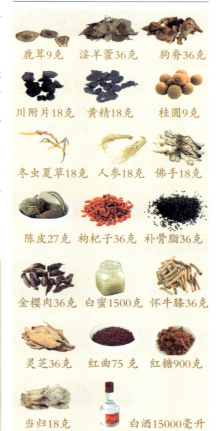

鹿茸9克　淫羊藿36克　狗脊36克

川附片18克　黄精18克　桂圆9克

冬虫夏草18克　人参18克　佛手18克

陈皮27克　枸杞子36克　补骨脂36克

金樱肉36克　白蜜1500克　怀牛膝36克

灵芝36克　红曲75克　红糖900克

当归18克　白酒15000毫升

早　泄

蛤蚧菟丝酒

使用方法

口服。每日 2 次，每次 15 ～ 30 毫升。

贮藏方法

放在干燥阴凉避光处保存。

注意事项

大便燥结者慎服。

制作方法

1. 将下述配方中蛤蚧去头、足，与其他捣碎的药材装入洁净的纱布袋后放入容器中，加入白酒。
2. 每日摇动数次，密封浸泡约 30 日后取出纱布袋，取药酒服用。

功能效用

此款药酒具有补肾壮阳、敛汗固精的功效，主治阳痿不举、遗精早泄、腰膝酸软、自汗盗汗、精神不振等症。

药材配方

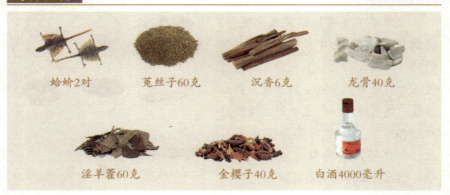

蛤蚧2对　　菟丝子60克　　沉香6克　　龙骨40克

淫羊藿60克　　金樱子40克　　白酒4000毫升

锁阳苁蓉酒

使用方法

口服。每日2次，每次10～20毫升。空腹饮用效果更佳。

贮藏方法

放在干燥阴凉避光处保存。

注意事项

阴虚火旺者慎服。

制作方法

1. 将下述配方中药材捣碎，装入洁净的纱布袋中。
2. 将装有药材的纱布袋放入合适的容器中，倒入白酒后密封。
3. 隔日摇动数次。
4. 浸泡约7日后，取出纱布袋，取药酒服用。

功能效用

锁阳具有补肾润肠的功效。此款药酒具有补肾壮阳、收敛固精的功效，主治肾虚阳痿、遗精早泄、腰膝酸软、大便溏稀等症。

药材配方

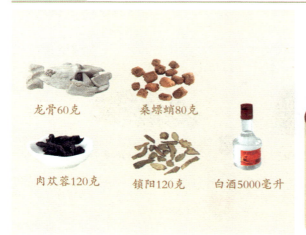

龙骨60克　　桑螵蛸80克

肉苁蓉120克　锁阳120克　白酒5000毫升

特别提示

肉苁蓉生用润肠通便的效果佳，酒用则补肾阳、益筋骨的作用较显著。

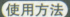
韭子酒

制作方法

1. 将下述配方中的韭菜籽和益智仁捣碎，装入洁净的纱布袋中。
2. 将装有药材的纱布袋放入合适的容器中。
3. 将白酒倒入容器中密封。
4. 每日摇动数次。
5. 浸泡约7日后取出纱布袋，取药酒服用。

功能效用

韭菜籽具有温补肝肾、壮阳固精的功效。此款药酒具有补肾壮阳、固气涩精、补肝益脾的功效，主治肾虚阳痿、遗精早泄、腰膝酸软、腹部冷痛等症。

药材配方

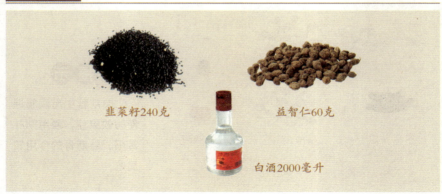

韭菜籽240克　　益智仁60克

白酒2000毫升

沙苑莲须酒

使用方法
口服。每日 2 次，每次 10～20 毫升。

贮藏方法
放在干燥阴凉避光处保存。

注意事项
孕产妇慎服。

制作方法

1. 将下述配方中沙苑子、莲子须、龙骨、芡实分别捣碎，装入洁净的纱布袋中。
2. 将装有药材的纱布袋放入合适的容器中。
3. 将白酒倒入容器中密封。
4. 每日摇动数次。
5. 浸泡约 7 日后取出纱布袋，取药酒服用。

功能效用

沙苑子具有温补肝肾、固精缩尿的功效。此款药酒具有养肝益肾、明目固精的功效，主治肝肾不足、遗精早泄、腰膝酸痛、头昏目暗等症。

药材配方

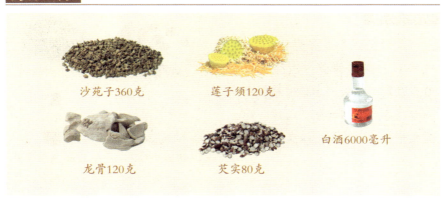

沙苑子360克

莲子须120克

龙骨120克

芡实80克

白酒6000毫升

遗 精

熙春酒

使用方法

口服。每日3次，每次10~20毫升。饭前饮用效果更佳。

贮藏方法

放在干燥阴凉避光处保存。

注意事项

感冒及实热证者忌服。

制作方法

1. 将配方中药材捣碎后装入洁净的纱布袋中。
2. 将装有药材的纱布袋放入容器后加入白酒。
3. 将猪油放入铁锅熔化，趁热与药酒拌匀，每日摇晃数次，密封浸泡20日后，取出纱布袋，取药酒服用。

功能效用

此款药酒具有补肝益肾、益气补血、强筋健骨、润肺止咳、健步驻颜的功效，主治遗精滑精、阳痿不举、腰膝酸软、心悸心慌、久咳干咳、肌肤粗糙等症。

药材配方

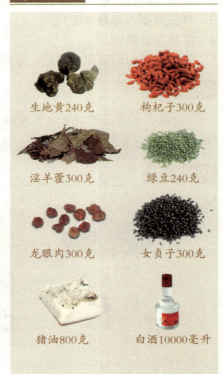

生地黄240克　　　　枸杞子300克

淫羊藿300克　　　　绿豆240克

龙眼肉300克　　　　女贞子300克

猪油800克　　　　　白酒10000毫升

六神酒

使用方法

口服。每日 2 次，每次 15～25 毫升。早、晚空腹饮用效果更佳。

贮藏方法

放在干燥阴凉避光处保存。

注意事项

实证、热证而正气不虚者慎服。

制作方法

1. 将下述配方中枸杞子、苦杏仁、麦冬、生地黄捣碎，加水 5000 毫升入砂锅煎至 1000 毫升，再加入白酒煮至总量 2000 毫升，放入研磨成细粉的人参、白茯苓，混匀后密封。
2. 密封浸泡 7 日后过滤，取药酒服用。

功能效用

此款药酒具有补精益髓、健脾养胃、益气补血、健步驻颜、延年益寿的功效，主治遗精滑精、腰膝酸软、头昏目眩、大便秘结、肌肤粗糙、面色无华等症。

药材配方

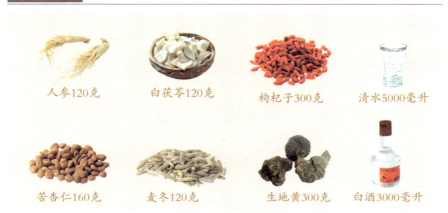

人参120克　　白茯苓120克　　枸杞子300克　　清水5000毫升

苦杏仁160克　　麦冬120克　　生地黄300克　　白酒3000毫升

不育症

雄蚕蛾酒

使用方法

口服。每日 2 次，每次 20 毫升。

贮藏方法

放在干燥阴凉避光处保存。

注意事项

孕产妇慎服。

制作方法

1. 将下述配方中雄蚕蛾进行炮制，研磨成细粉。
2. 将研磨成细粉的雄蚕蛾装入容器中。
3. 将白酒倒入容器中密封。
4. 服用时摇动使其充分混匀，取药酒服用。

功能效用

　　雄蚕蛾具有壮阳、止泄精、治各类疥疮的功效。此款药酒具有补益精气、壮阳助性、强阴益精的功效，主治肾虚阳痿、滑精早泄、精液量少、不育等症。

药材配方

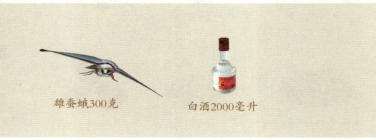

雄蚕蛾300克　　　白酒2000毫升

沉香五花酒

使用方法

口服。视个人身体情况适量饮用。

贮藏方法

放在干燥阴凉避光处保存。

注意事项

儿童慎服。

制作方法

1. 将下述配方中药材切碎装入洁净的纱布袋中。
2. 将装有药材的纱布袋放入容器，加入白酒。
3. 密封浸泡 30 日后取出纱布袋。
4. 将米酒倒入容器后混匀，取药酒服用。

功能效用

此款药酒具有补肾助阳、益肾固精的功效，主治肾精不足、阳痿不举、男子不育、女子不孕、痢疾等。

药材配方

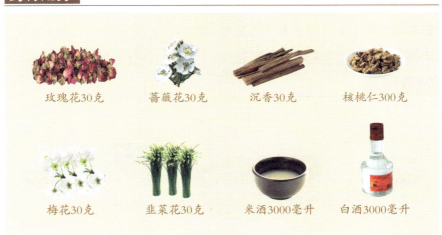

玫瑰花30克　　蔷薇花30克　　沉香30克　　核桃仁300克

梅花30克　　韭菜花30克　　米酒3000毫升　　白酒3000毫升

附睾炎

天星酒

使用方法

口服。1 次服完，未愈再服。

贮藏方法

放在干燥阴凉避光处保存。

注意事项

孕产妇及儿童慎服。

制作方法

1. 将下述配方中满天星和鲜车前草洗净，装入洁净的纱布袋中。
2. 将装有药材的纱布袋放入淘米水中，榨出药汁。
3. 再加入等量黄酒混匀。
4. 最后加入白糖，搅拌使其完全溶解，取药酒服用。

功能效用

满天星具有祛风清热的功效；车前草有清热利尿、祛痰、凉血、解毒的功效。此款药酒具有清热解毒、利水祛湿、通利小便的功效，主治小便不利、热胀、淋浊带下、水肿胀满、尿路结石等症。

药材配方

满天星20克

鲜车前草20克

淘米水适量

白糖25克

黄酒适量

香楝酒

使用方法

口服。趁热空腹 1 次服完或分 2 次服完。

贮藏方法

放在干燥阴凉避光处保存。

注意事项

孕妇慎服。

制作方法

1. 将下述配方中南木香、大茴香、小茴香、川楝子一起放入锅中炒香。
2. 将连须葱白放入锅里，加 1 碗水一起煎煮。
3. 煮至水剩半碗时取出去渣，加入白酒混匀。
4. 放入 1 勺食盐（约 10 克），充分溶解后取药酒服用。

功能效用

　　南木香具有理气止痛、祛风活血的功效。此款药酒具有理气止痛、疏肝泻火、祛风活血的功效，主治单侧睾丸肿大、疝气疼痛、风湿骨痛、脘腹胀痛等症。

药材配方

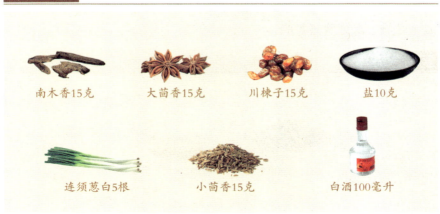

南木香15克　　　大茴香15克　　　川楝子15克　　　盐10克

连须葱白5根　　　小茴香15克　　　白酒100毫升

慢性前列腺炎

小茴香酒

使用方法

口服。每日 2 次，每次 30 ~ 50 毫升。

贮藏方法

放在干燥阴凉避光处保存。

注意事项

小茴香应炒黄。

制作方法

1. 将下述配方中小茴香研磨成粗粉，放入合适的容器中。
2. 将黄酒煮沸。
3. 用煮沸的黄酒冲泡小茴香粉。
4. 放置冷却 15 分钟后过滤，取药酒服用。

功能效用

　　小茴香具有开胃消食、理气散寒、助阳的功效，茴香油有不同程度的抗菌作用。此款药酒具有温中理气、散寒止痛的功效，主治白浊、脘腹胀痛、经寒腹痛等症。

药材配方

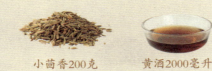

小茴香200克　　　　黄酒2000毫升

荠菜酒

使用方法

口服。每日 2 次，每次 30 ~ 50 毫升。

贮藏方法

放在干燥阴凉避光处保存。

注意事项

儿童慎服。

制作方法

1. 将下述配方中荠菜和萆薢切碎，装入洁净的纱布袋中。
2. 将装有药材的纱布袋放入合适的容器中。
3. 将黄酒倒入容器中。
4. 隔水煮沸后取出放凉，密封。
5. 浸泡 1 日后取出纱布袋，过滤后取药酒服用。

功能效用

荠菜具有维持人体新陈代谢、明目、通便的功效；萆薢具有祛风除湿、利水通淋的功效。此款药酒具有清热利尿、利湿去浊的功效，主治白浊、膏淋、小便痢疾、风湿痹痛等症。

药材配方

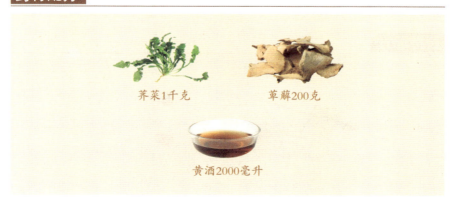

荠菜1千克　　　　萆薢200克

黄酒2000毫升

尿 频

尿频药酒

使用方法

口服。每日 2 次，每次 10 ~ 20 毫升。

贮藏方法

放在干燥阴凉避光处保存。

注意事项

阴虚火旺体质、风寒感冒、咳嗽气喘、大叶性肺炎者忌服。

制作方法

1. 将下述配方中蛤蚧去掉头、足、鳞片，放入容器中。
2. 将白酒倒入容器中。
3. 密封浸泡 14 日，每日经常摇晃。
4. 过滤去渣后，取药酒服用。

功能效用

蛤蚧具有补肺益气、养精助阳、养血止咳的功效。此款药酒具有清热利湿、补肾壮阳、固精缩尿的功效，主治老年人肾阳虚所致尿频、尿不净等症。

药材配方

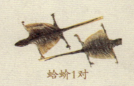

蛤蚧1对

白酒800毫升

肾结核

百部二子酒

使用方法

口服。每日 2 次，每次饭前温饮 15 ～ 30 毫升。

贮藏方法

放在干燥阴凉避光处保存。

注意事项

大便溏泄者慎服。

制作方法

1. 将下述配方中百部、车前子、菟丝子、杜仲、白茅根捣碎，装入洁净的纱布袋中。
2. 将装有药材的纱布袋放入合适的容器中，加入白酒后密封。
3. 浸泡约 15 日后取出纱布袋取药酒服用。

功能效用

百部具有润肺止咳、杀虫灭虱的功效；车前子具有清热利尿、祛湿明目的功效。此款药酒具有补肾益精、利水渗湿、清热利尿的功效，主治肾结核、小便不利等症。

药材配方

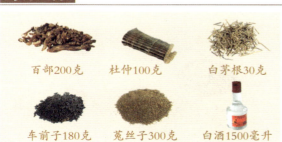

百部200克　　杜仲100克　　白茅根30克

车前子180克　　菟丝子300克　　白酒1500毫升

特别提示

风寒犯肺而咳者，可用百部与紫菀相须为用，并加荆芥、白前、桔梗等宣肺散邪。

尿失禁

益丝酒

使用方法

口服。每日 2 次，每次 15 ~ 30 毫升。

贮藏方法

放在干燥阴凉避光处保存。

注意事项

孕妇慎服。

制作方法

1. 将下述配方中益智仁、菟丝子捣碎，装入洁净的纱布袋中。
2. 将装有药材的纱布袋放入合适的容器中。
3. 加入白酒后密封。
4. 每日摇动 1 次，浸泡约 7 日后取出纱布袋，取药酒服用。

功能效用

益智仁具有温肾固精、缩尿温脾、开胃清痰的功效；菟丝子具有补肾益精的作用。此款药酒具有缩尿止遗、补肾助阳、固气涩精的功效，主治肾虚遗尿、阳痿遗精等症。

药材配方

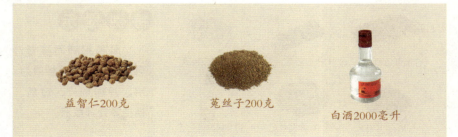

益智仁200克　　　　菟丝子200克

白酒2000毫升

淋 症

金钱草酒

使用方法

口服。每日1剂，分3次服完。

贮藏方法

放在干燥阴凉避光处保存。

注意事项

儿童慎服。

制作方法

1. 将下述配方中金钱草和海金沙洗净，切碎。
2. 将切碎的金钱草和海金沙放入砂锅中。
3. 倒入黄酒，用小火煎煮。
4. 煎煮至黄酒总量为400毫升时过滤去渣，取药酒服用。

功能效用

金钱草具有利水通淋、清热解毒、散瘀消肿的功效；海金沙性寒、味甘，归膀胱、小肠经，具有清利湿热、通淋止痛的功效，主要适用于热淋、石淋、血淋、尿道涩痛等。此款药酒具有清热利湿、消肿解毒、利胆利尿、排石通淋的功效，主治石淋、热淋、湿热黄疸等症。

药材配方

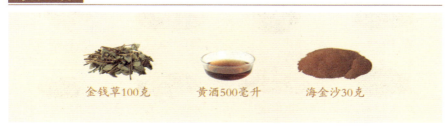

金钱草100克　　　黄酒500毫升　　　海金沙30克

石韦酒

制作方法

1. 将下述配方中除鸡内金外,其余药材研磨成粗粉后放入砂锅中,加黄酒小火煎煮至黄酒总量800毫升时过滤去渣。
2. 将鸡内金研磨成细粉,倒入药酒中混匀,取药酒服用。

功能效用

石韦具有利水通淋、清肺泄热的功效,对热淋、石淋、小便不利、淋沥涩痛、肺热咳嗽等症状均有不错的效果。此款药酒具有清肺泄热、利湿利尿、排石通淋的功效,主治石淋、热淋、尿血、尿路结石、淋沥涩痛、肺热咳嗽等症。

药材配方

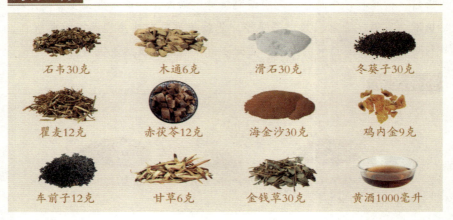

石韦30克　　　木通6克　　　滑石30克　　　冬葵子30克

瞿麦12克　　　赤茯苓12克　　海金沙30克　　鸡内金9克

车前子12克　　甘草6克　　　金钱草30克　　黄酒1000毫升

臌 胀

薏仁芡实酒

使用方法

口服。每日2次，每次10～15毫升。

贮藏方法

放在干燥阴凉避光处保存。

注意事项

脾虚无湿，大便燥结及孕妇慎服。

制作方法

1. 将下述配方中薏苡仁、芡实洗净捣碎，装入洁净的纱布袋中。
2. 将装有药材的纱布袋放入合适的容器中，加入白酒后密封。
3. 经常摇动，浸泡约15日后取出纱布袋，取药酒服用。

功能效用

薏苡仁具有健脾祛湿、除痹止泻的功效；芡实具有补中益气的功效。此款药酒具有健脾利湿、除痹止泻的功效，主治小便不利、水肿、臌胀、肌肉酸重、关节疼痛等症。

药材配方

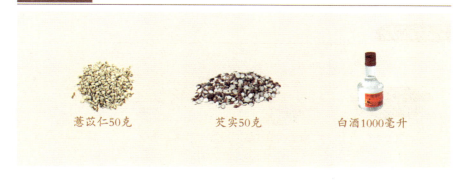

薏苡仁50克　　　　芡实50克　　　　白酒1000毫升

水 肿

桑葚酒

使用方法

口服。每日 2 次，每次 15 毫升。视个人身体情况适量饮用也可。

贮藏方法

放在干燥阴凉避光处保存。

注意事项

脾胃虚寒便溏者忌服。

制作方法

1. 将下述配方中桑葚捣碎放入锅中，加入 800 毫升的水煎汁，煎至 100 毫升左右的桑葚汁待用。
2. 将糯米用水浸后沥干，放入锅中蒸至半熟；将桑葚汁倒入蒸好的糯米中，加入研磨成细末的甜酒曲，搅拌均匀后密封。
3. 放在通风阴凉处使其发酵，如周围温度过低，可用稻草或棉花围在四周进行保温，约 10 日后味甜，取药酒服用。

功能效用

此款药酒具有养肝明目、滋阴补肾、润燥止渴、生津润肺的功效，适用于肠燥、大便干结、阴虚水肿、小便不利等症。

药材配方

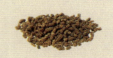

桑葚200克

甜酒曲100克

糯米1000克

清水800毫升

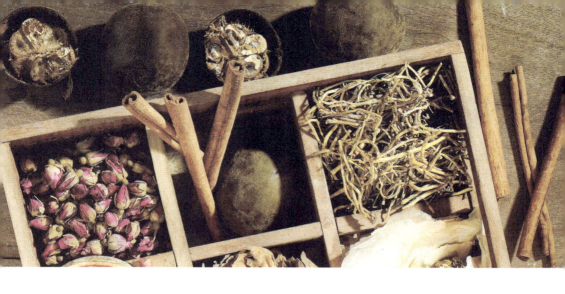

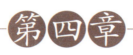

第四章

防治呼吸系统疾病的药酒

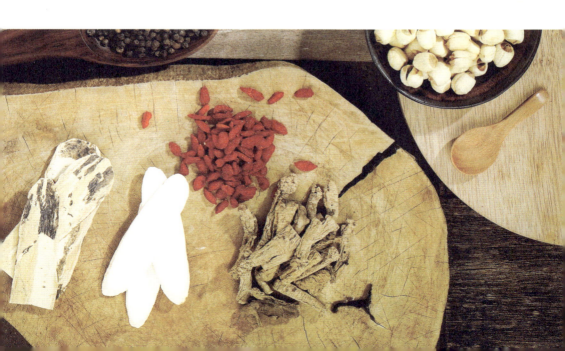

感　冒

肉桂酒

使用方法

口服。每日1剂，分1次或2次温服。

贮藏方法

放在干燥阴凉避光处保存。

注意事项

风热感冒者忌服。

制作方法

1. 将下述配方中肉桂研磨成细粉放入合适的容器中。
2. 加入白酒后密封。
3. 浸泡2日后取药酒服用。
4. 肉桂粉也可直接用温酒调服。

功能效用

　　肉桂具有止痛助阳、发汗解肌、温通经脉的功效。此款药酒具有温中补阳、解表散寒、通脉止痛的功效，主治外感风寒、身体感寒疼痛等症。

药材配方

肉桂10克

白酒40毫升

蔓荆子酒

使用方法

口服。每日3次，每次10～15毫升。

贮藏方法

放在干燥阴凉避光处保存。

注意事项

孕妇及儿童慎服。

制作方法

1. 将下述配方中蔓荆子捣碎。把捣碎的蔓荆子放入合适的容器中，加入白酒后密封。
2. 浸泡7日后过滤去渣，取药酒服用。

功能效用

蔓荆子具有疏散风热、止晕明目的功效。此款药酒具有疏风散热、清热明目、祛风止痛的功效，主治风热感冒所致的头昏头痛、头晕目眩、目赤肿痛、牙龈肿痛等症。

药材配方

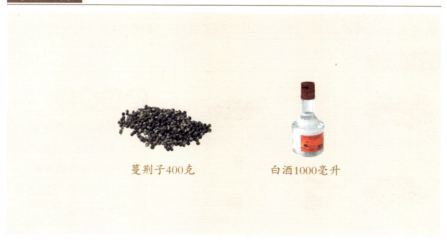

蔓荆子400克　　　白酒1000毫升

咳 嗽

红颜酒

使用方法

口服。每日早、晚各 1 次，每次空腹服 20 ～ 30 毫升。

贮藏方法

放在干燥阴凉避光处保存。

注意事项

杏仁应提前浸泡半日。

制作方法

1. 将下述配方中苦杏仁用水浸泡后去除皮尖，晒干，研磨成细粉。
2. 将红枣和核桃仁捣碎，与杏仁粉一起放入合适的容器中。
3. 加入蜂蜜、酥油和白酒后密封。
4. 经常摇动，浸泡 7 日后过滤去渣，取药酒服用。

功能效用

红枣具有补中益气、养血安神的功效。此款药酒具有补肺益肾、定喘止咳的功效，主治肺肾气虚、痰多咳喘、腰腿酸软、老人便秘等。

药材配方

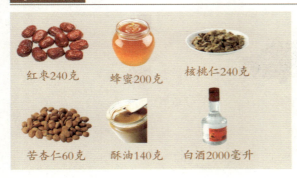

红枣240克　　蜂蜜200克　　核桃仁240克

苦杏仁60克　　酥油140克　　白酒2000毫升

特别提示

经常食用鲜枣的人很少患胆结石，因为鲜枣中含有丰富的维生素C，可使体内多余的胆固醇转变为胆汁酸。

葶苈酒

使用方法

口服。每日 2 次，每次 20 毫升。

贮藏方法

放在干燥阴凉避光处保存。

注意事项

①肺虚咳喘者忌服。②脾虚肿满者忌服。

制作方法

1. 将下述配方中葶苈子捣碎，装入洁净的纱布袋中。
2. 将装有葶苈子的纱布袋放入合适的容器中。
3. 加入白酒后密封。
4. 浸泡约 3 日后取出纱布袋，取药酒服用。

功能效用

葶苈子具有温肺理气、散结通络的功效。此款药酒具有祛痰平喘、利水消肿、泻肺降气的功效，主治咳嗽气喘、痰多、胸胁痞满、肺痈、水肿、胸腹积水、小便不利等症。

药材配方

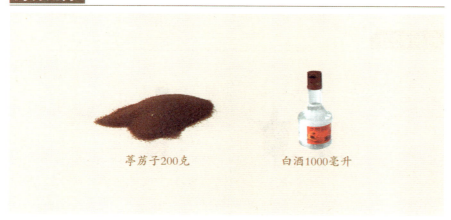

葶苈子200克   白酒1000毫升

哮 喘

蛤蚧定喘酒

使用方法

口服。每日 2 次，每次 20 毫升。

贮藏方法

放在干燥阴凉避光处保存。

注意事项

风寒患者和实热性咳嗽、哮喘者忌服。

制作方法

1. 先将下述配方中蛤蚧除去头、足、鳞，切成小块。
2. 将蛤蚧碎块放入玻璃容器中，加入白酒浸没。
3. 将容器置阴凉处，需经常摇动，浸泡 30 日，取药酒服用。

功能效用

　　蛤蚧性平，味咸，归肺经、肾经，具有补肺益肾、纳气定喘的功效。此款药酒适用于久病体虚的慢性虚劳喘咳、咳嗽少气、慢性支气管哮喘属肾阳虚证者。

药材配方

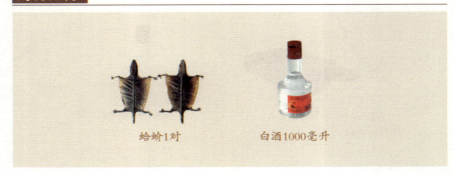

蛤蚧1对　　　　　　　白酒1000毫升

肺 痈

金荞麦酒

使用方法

口服。每日3次，每次40毫升。

贮藏方法

放在干燥阴凉避光处保存。

注意事项

儿童慎服。

制作方法

1. 将下述配方中金荞麦的根茎切碎。
2. 将切碎的金荞麦根茎放入砂锅中。
3. 加入黄酒，隔水煮3小时。
4. 取出过滤去渣，取药酒服用。

功能效用

金荞麦具有清热解毒、活血化瘀、健脾利湿的功效。此款药酒具有清热解毒、活血排脓、祛风除湿的功效，主治肺痈、疮毒、蛇虫咬伤、肺热咳喘、咽喉肿痛等症。

药材配方

金荞麦200克

黄酒1000毫升

支气管炎

丹参川芎酒

使用方法
口服。每日 2 次，每次 10 ～ 20 毫升。

贮藏方法
放在干燥阴凉避光处保存。

注意事项
孕妇慎服。

制作方法

1. 先将配方中附子进行炮制。
2. 再将配方中诸药材捣碎装入洁净的纱布袋中。
3. 将装有诸药材的纱布袋放入容器，加入白酒。
4. 密封浸泡约 7 日后取出纱布袋取药酒服用。

功能效用

丹参具有凉血消肿、清心除烦的功效；川芎具有理气活血、祛风止痛的功效。此款药酒具有扶正祛邪的功效，主治阳虚咳嗽。

药材配方

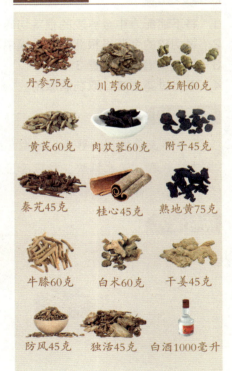

丹参75克　　川芎60克　　石斛60克

黄芪60克　　肉苁蓉60克　附子45克

秦艽45克　　桂心45克　　熟地黄75克

牛膝60克　　白术60克　　干姜45克

防风45克　　独活45克　　白酒1000毫升

绿豆酒

使用方法

口服。不拘时，视个人身体情况适量饮用。

贮藏方法

放在干燥阴凉避光处保存。

注意事项

酌量服用，不可过量。

制作方法

1. 将下述配方中药材捣碎后装入洁净的纱布袋中。
2. 将装有诸药材的纱布袋放入容器中，加入黄酒。
3. 密封浸泡约 15 日后取出纱布袋，取药酒服用。

功能效用

此款药酒具有养阴清火、益气生津、清热解毒的功效，主治阴虚痰火、肺津不足、干咳少痰、口干舌燥、津伤便秘、痈肿疮毒等症。

药材配方

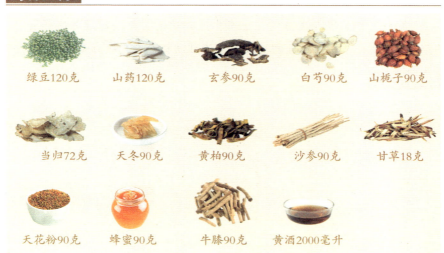

绿豆120克　　山药120克　　玄参90克　　白芍90克　　山栀子90克

当归72克　　天冬90克　　黄柏90克　　沙参90克　　甘草18克

天花粉90克　　蜂蜜90克　　牛膝90克　　黄酒2000毫升

肺结核

冬虫夏草酒

使用方法

口服。每日 2 次，每次 20 毫升。

贮藏方法

放在干燥阴凉避光处保存。

注意事项

感冒发热者忌服。

制作方法

1. 将下述配方中冬虫夏草研磨成细粉，放入容器中。
2. 将白酒倒入容器中。
3. 密封浸泡 3 日。
4. 过滤去渣后，取药酒服用。

功能效用

冬虫夏草具有补虚益气、止咳化痰的功效。此款药酒具有润肺补肾、活血滋补、祛痰强身的功效，主治肺结核、喘逆痰血等症。

药材配方

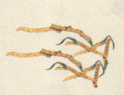
冬虫夏草15克

白酒500毫升

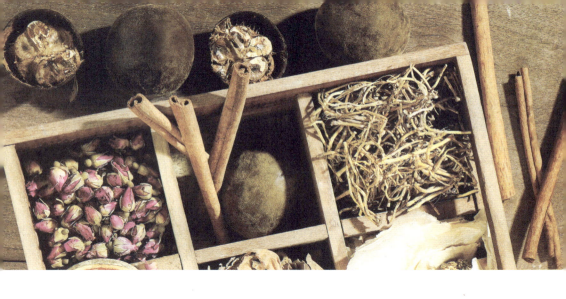

第五章

防治消化系统疾病的
药酒

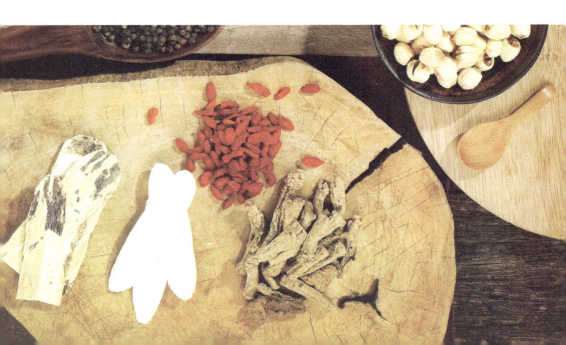

呃 逆

姜汁葡萄酒

使用方法

口服。每日2次，每次50毫升。

贮藏方法

放在干燥阴凉避光处保存。

注意事项

①轻者日服1~2次，重者日服4~6次。②热性呃逆忌服。

制作方法

1. 将下述配方中生姜捣烂，放入容器中。
2. 将葡萄酒倒入容器中，与药材充分混合。
3. 将容器中的药酒密封浸泡3日。
4. 过滤去渣后，取药酒服用。

功能效用

生姜具有发汗解表、温中止呕、温肺止咳的功效。此款药酒具有祛湿散寒、健胃止痛的功效，主治打嗝、饱嗝、寒性腹痛等症。

药材配方

生姜200克　　葡萄酒2000毫升

紫苏子酒

使用方法

口服。每日数次，酌量服用。

贮藏方法

放在干燥阴凉避光处保存。

注意事项

肺虚咳喘者、脾虚滑泄者忌服。

制作方法

1. 将下述配方中紫苏子微炒后捣碎，放入洁净的纱布袋中，然后将此纱布袋放入容器中。
2. 将白酒倒入容器中。
3. 密封浸泡3日。
4. 过滤去渣后，取药酒服用。

功能效用

紫苏子具有降气消痰、平喘润肠的功效。此款药酒具有散风理气、利膈止呃的功效，主治打嗝、恶心、干呕等症。

药材配方

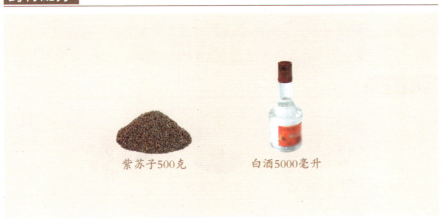

紫苏子500克　　　　白酒5000毫升

呕 吐

姜附酒

使用方法

空腹口服。早、中、晚各服 1 次，每次 15 ～ 30 毫升，温水服。

贮藏方法

放在干燥阴凉避光处保存。

注意事项

如急用，可直接煎煮后饮用。

制作方法

1. 将下述配方中干姜、制附子分别捣碎，放入洁净的纱布袋中，然后将此纱布袋放入容器中。
2. 将黄酒倒入容器中。
3. 密封浸泡 7 日左右。
4. 过滤去渣，取药酒服用。

功能效用

干姜具有温中散寒、回阳通脉、温肺化饮的功效；制附子具有回阳救逆、补火助阳的功效。此款药酒具有温肺散寒化痰、回阳通脉的功效，主治因消化不良导致的腹泻、心腹冷痛、打嗝呕吐、喘促气逆等症。

药材配方

干姜180克

黄酒1500毫升

制附子120克

玉露酒

使用方法

口服。每日2～3次，每次2～5克药末，用黄酒服。

贮藏方法

放在干燥阴凉避光处保存。

注意事项

①不用引子，诸物不忌。②老少皆宜。

制作方法

1. 将下述配方中天冬、麦冬去心，白茯苓去皮，与剩余诸药材捣碎后放入容器密封蒸2小时，取出晒干。
2. 加入研磨细的硼砂、白糖、冰片搅匀，取药末用黄酒送服。

功能效用

此款药酒具有健脾滋阴、降火清痰的功效，主治上喘下坠、痰饮噎塞、骤寒骤热、喉咙肿痛、头晕目眩等症。

药材配方

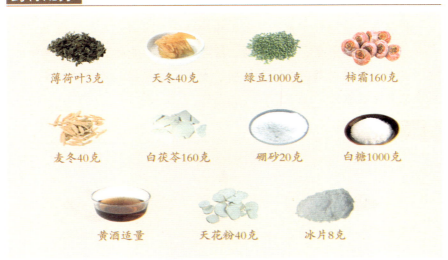

薄荷叶3克　　　天冬40克　　　绿豆1000克　　　柿霜160克

麦冬40克　　　白茯苓160克　　　硼砂20克　　　白糖1000克

黄酒适量　　　天花粉40克　　　冰片8克

胃 痛

玫瑰露酒

使用方法
口服。每日 2 次，每次 15 ～ 20 毫升。

贮藏方法
放在干燥阴凉避光处保存。

注意事项
建议每日饮用 1 ～ 2 次，每次 1 ～ 2 盅为宜。

制作方法

1. 将下述配方中鲜玫瑰花放入容器中。
2. 将白酒、冰糖倒入容器中，与药材充分混合。
3. 密封浸泡 30 日以上，过滤去渣。
4. 用瓷罐或玻璃器皿密封贮藏，取药酒服用。

功能效用

玫瑰花具有理气解郁、补血止痛的功效；冰糖能补充体内水分和糖分，具有供给能量、补充血糖、解毒等作用。此款药酒具有理气去痛、养肝和胃的功效，主治胃气痛、食欲不佳等症。对寒凝气滞、脾胃虚寒者尤其有效。

药材配方

鲜玫瑰花420克

白酒1800毫升

冰糖240克

吴萸香砂酒

使用方法
口服。每日 2 ~ 3 次，每次 30 ~ 50 毫升，用温水服。

贮藏方法
放在干燥阴凉避光处保存。

注意事项
阴虚火旺者忌服用此酒。

制作方法

1. 将下述配方中砂仁翻炒后与吴茱萸、淡豆豉、木香、生姜一起放入容器中。
2. 加入黄酒，用文火熬煮至酒液剩一半量。
3. 密封浸泡 2 ~ 3 日。
4. 过滤去渣后取药酒服用。

功能效用

吴茱萸具有祛寒止痛、降逆止呕、助阳止泻的功效。此款药酒具有理气温中、止痛驱寒的功效，主治因受寒导致的胃腹疼痛、四肢冰冷、恶心干呕等症。

药材配方

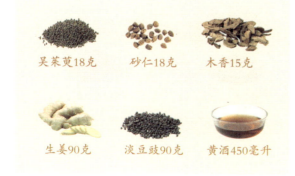

吴茱萸18克　砂仁18克　木香15克

生姜90克　淡豆豉90克　黄酒450毫升

特别提示

目前药用的砂仁主要有三种：即中国广东省的春砂仁、中国海南省的壳砂仁以及主产于东南亚国家的缩砂蜜。

姜糖酒

制作方法

1. 将下述配方中生姜捣碎，放入容器中。
2. 将红糖、黄酒倒入容器中，与药材充分混合。
3. 密封浸泡约 7 日。
4. 过滤去渣后取药酒服用。

功能效用

此款药酒具有体表散热、温经驱寒、健脾养胃的功效，淋雨或水中长留者饮用可预防感冒，主治因肠胃功能下降引起的食欲不佳、受寒感冒、胃寒干呕、女性痛经等症。

药材配方

生姜200克

黄酒2000毫升

红糖200克

胃及十二指肠溃疡

平胃酒

使用方法

口服。每日2次，每次25毫升，60日为1个疗程。

贮藏方法

放在干燥阴凉避光处保存。

注意事项

外邪实热、脾虚有湿、泄泻者忌服。

制作方法

1. 将配方中陈皮翻炒、大枣去核，后将诸药材研磨成细粉，放入容器中，加白酒以70℃热浸泡半小时，放凉。
2. 取药渣后加入白酒浸泡20分钟，滤液并加入蜂蜜溶匀后去渣，取药酒服用。

功能效用

山药具有补脾养胃的功效。此款药酒具有补中益气、健脾和胃、消食化积、温中散寒、养肝补肾的功效，主治胃及十二指肠溃疡。

药材配方

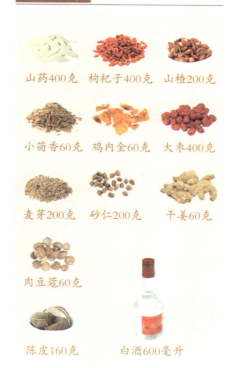

山药400克　枸杞子400克　山楂200克

小茴香60克　鸡内金60克　大枣400克

麦芽200克　砂仁200克　干姜60克

肉豆蔻60克

陈皮160克　白酒600毫升

山核桃酒

使用方法

口服。每日3次，每次10毫升。

贮藏方法

放在干燥阴凉避光处保存。

注意事项

无。

制作方法

1. 将下述配方中山核桃仁放入容器中。
2. 将白酒倒入容器中，与山核桃仁混合。
3. 密封浸泡20日，待药酒变为褐色，过滤去渣，取药酒服用。

功能效用

山核桃具有活血化瘀、润燥滑肠的功效。此款药酒具有温肾润肠、收敛定喘、消炎止痛的功效，主治急性胃病、慢性胃病。

药材配方

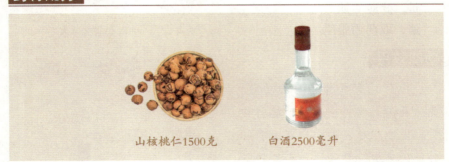

山核桃仁1500克　　白酒2500毫升

特别提示

当疲劳时，嚼些山核桃仁，有缓解疲劳和压力的作用。

黄 疸

茵陈栀子酒

使用方法
口服。1剂分3次服用，每日200毫升。

贮藏方法
放在干燥阴凉避光处保存。

注意事项
切忌与豆腐、生冷、油腻等食物共食。

制作方法

1. 将下述配方中茵陈、栀子放入容器中。
2. 将黄酒倒入容器中，与茵陈、栀子混匀。
3. 将容器中的药材用火煎熬。
4. 取药酒服用。

功能效用

茵陈具有利胆清热、降血压、降血脂的功效；栀子具有下火除烦、清热祛湿、凉血解毒的功效。此款药酒具有清热解毒、利水祛湿的功效，主治湿热黄疸（热重于湿）。

药材配方

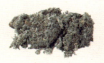
茵陈90克

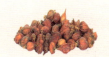
栀子45克

黄酒1500毫升

腹 泻

党参酒

制作方法

1. 选取粗大、连须的老条党参。
2. 将下述配方中老条党参切成薄片，放入容器中。
3. 将白酒倒入容器中，与老条党参混合。
4. 密封浸泡 7 ~ 14 日后开封，取药酒服用。

功能效用

此款药酒具有补中益气、健脾止泻的功效，主治脾虚泄泻、食欲不佳、体虚气喘、四肢乏力、头晕血虚、津液耗伤、慢性贫血等症。

药材配方

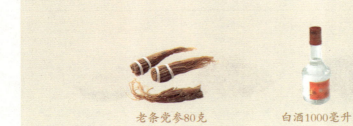

老条党参80克　　　白酒1000毫升

白药酒

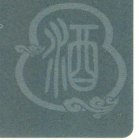

使用方法

口服。每日 2 ~ 3 次，每次 15 ~ 20 毫升。

贮藏方法

放在干燥阴凉避光处保存。

注意事项

可加适量白糖调味。

制作方法

1. 将下述配方中诸药材捣碎放入洁净的纱布袋中，再放入容器中。
2. 加白酒密封，每 2 日摇晃 1 次。
3. 浸泡约 15 日后过滤去渣，服用药酒。

功能效用

　　白茯苓是茯苓的一种，是切去赤茯苓后的白色部分，具有渗湿健脾的功效；白术为菊科植物白术的干燥根茎，其性温，味甘、苦，与茯苓同用具有健脾、燥湿、止泻的功效。此款药酒具有补脾和胃、理气活血、祛湿利水的功效，主治脾虚纳少、积谷不化、小便不畅、大便溏泄等症。

药材配方

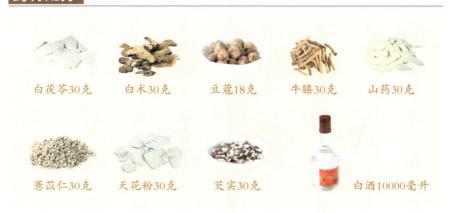

白茯苓30克　　白术30克　　豆蔻18克　　牛膝30克　　山药30克

薏苡仁30克　　天花粉30克　　芡实30克　　白酒10000毫升

便 秘

秘传三意酒

使用方法

口服。每日适量饮用。

贮藏方法

放在干燥阴凉避光处保存。

注意事项

脾虚泄泻者忌服，患病时勿服。

制作方法

1. 将下述配方中枸杞子、火麻仁、生地黄分别研磨成粗粉，放入洁净的纱布袋中，然后将此纱布袋放入容器中。
2. 将白酒倒入容器中，与以上诸药材充分混匀。
3. 密封浸泡约 7 日，过滤去渣后取药酒服用。

功能效用

　　此款药酒具有活血滋阴、清热解暑、润肠祛燥的功效，主治阴虚血少、头晕目眩、面色萎黄、口干舌燥、体弱乏力、大便干燥等症。

药材配方

枸杞子400克　　火麻仁240克　　生地黄400克　　白酒3200毫升

芝麻杜仲牛膝酒

使用方法
空腹口服。每日3次，每次15毫升。用温水服。

贮藏方法
放在干燥阴凉避光处保存。

注意事项
阴虚火旺者慎服，服用时，忌食牛肉。

制作方法

1. 先将下述配方中杜仲、牛膝、白石英、丹参分别捣碎，放入洁净的纱布袋中，然后将此纱布袋放入容器中。
2. 再将黑芝麻翻炒后也加入容器中，加入白酒，搅拌均匀。密封浸泡约14日后过滤去渣，取药酒服用。

功能效用

　　黑芝麻具有美容养颜的功效；杜仲有通便利尿的作用。此款药酒具有补肝肾益精血、强筋骨、祛风湿的功效，主治精血亏损、腰酸腿软、便秘骨痿、头晕目眩、风湿痹痛等症。

药材配方

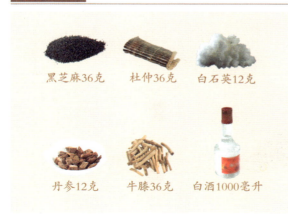

黑芝麻36克　　杜仲36克　　白石英12克

丹参12克　　牛膝36克　　白酒1000毫升

特别提示
　　用打湿的手绢或纸巾搓揉黑芝麻，揉搓不掉色的是真货，否则可能是假货。

便 血

刺五加酒

使用方法

空腹口服。每日 2 ～ 3 次，每次 20 毫升。

贮藏方法

放在干燥阴凉避光处保存。

注意事项

切忌与辛辣食物共食。

制作方法

1. 将下述配方中刺五加捣碎，放入容器中。
2. 将白酒倒入容器中，与刺五加充分混合。
3. 密封浸泡约 10 日。
4. 过滤去渣后取药酒服用。

功能效用

　　刺五加具有抗疲劳、补虚弱、增强骨髓造血功能，并具有活血作用。此款药酒具有凉血通络、活血止痛的功效，主治肠风痔血、风湿骨痛、跌打损伤。

药材配方

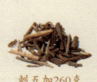

刺五加260克

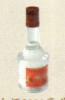

白酒2000毫升

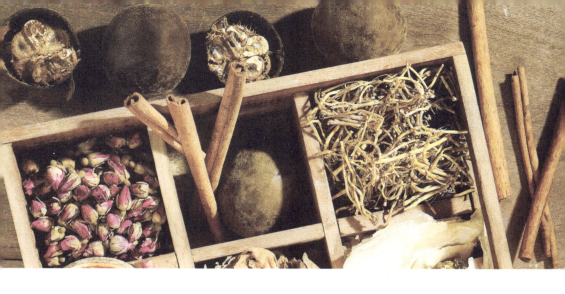

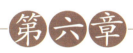

第六章

防治皮肤病的药酒

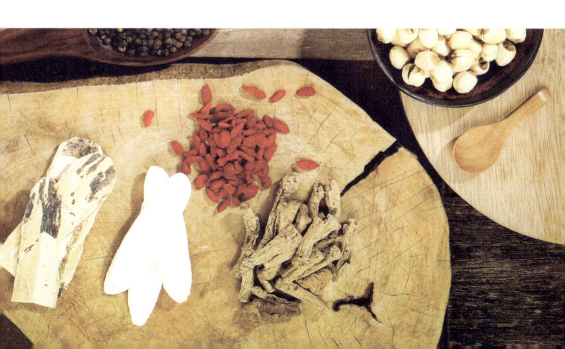

白癜风

菟丝子酒

使用方法

外敷。每日数次。用棉球蘸药酒搽于患处。

贮藏方法

放在干燥阴凉避光处保存。

注意事项

阴虚火旺者忌用。

制作方法

1. 将下述配方中菟丝子洗净后切成薄片，放入容器中。
2. 将白酒倒入容器中，与药片充分混合。
3. 密封浸泡约 7 日。
4. 过滤去渣后取药酒外用。

功能效用

菟丝子具有补肾壮阳、调节内分泌、降低血压的功效。此款药酒具有润肤止痒、理气祛风的功效，主治白癜风。

药材配方

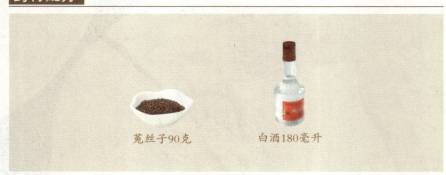

菟丝子90克　　　白酒180毫升

白癜风酊

制作方法

1. 将下述配方中蛇床子、土槿皮、苦参片分别研磨成粉末状，放入容器中。
2. 加入乙醇至渗透药物，静置 6 小时。
3. 加入乙醇至 2000 毫升，浸泡数日。
4. 加入薄荷脑，待其溶化后搅拌均匀，取药酒外用。

功能效用

蛇床子具有温肾壮阳、散风祛湿、杀虫解毒的功效；苦参具有清热祛湿、杀虫利尿的功效。此款药酒具有清热祛风、润肤止痒的功效，主治白癜风。

药材配方

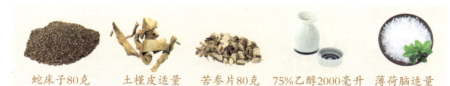

蛇床子80克　　土槿皮适量　　苦参片80克　　75%乙醇2000毫升　　薄荷脑适量

特 别 提 示

蛇床子为伞形科植物蛇床的果实，市场上有以同科植物旱芹干燥成熟的果实冒充蛇床子，使用时注意鉴别。

冻 疮

防治冻伤药酒

使用方法

口服。每日 2～4 次，每次 8～15 毫升。

贮藏方法

放在干燥阴凉避光处保存。

注意事项

在严寒季节服用时，每日 1 次即可。

制作方法

1. 将下述配方中红花、制附子、肉桂、徐长卿、干姜分别捣碎，放入容器中。
2. 将白酒倒入容器中，与药材充分混合。
3. 密封浸泡 7 日，取药酒服用。

功能效用

红花具有活血通经、散瘀止痛的功效。此款药酒具有活血通络、温经祛寒的功效，主治顽固性冻疮。

药材配方

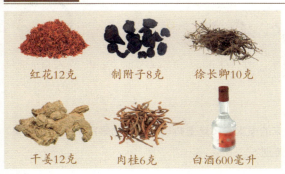

红花12克　　　制附子8克　　　徐长卿10克

干姜12克　　　肉桂6克　　　白酒600毫升

特 别 提 示

古代医家认为，徐长卿具有通利小便的作用，现代又常用于登山呕吐、晕车晕船等症。

复方当归红花酊

使用方法
外敷。每日数次。用热水清洗患处，再搽药酒。

贮藏方法
放在干燥阴凉避光处保存。

注意事项
湿阻中满者、大便溏泄者慎用。

制作方法

1. 将下述配方中当归、红花、肉桂、细辛、干姜研磨成粗粉，放入容器，加入乙醇，密封浸泡 10 日后去渣。
2. 加入樟脑溶匀，共制成 3200 毫升的药酒，取药酒外用。

功能效用

当归具有补血活血、舒经止痛、润燥滑肠的功效。此款药酒具有活血祛寒的功效，主治冻疮未溃、冻疮结块、脱痂未溃等症。

药材配方

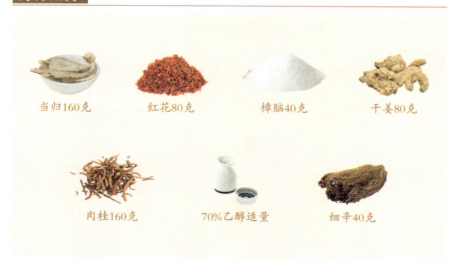

当归160克　　红花80克　　樟脑40克　　干姜80克

肉桂160克　　70%乙醇适量　　细辛40克

手　癣

生姜浸酒

使用方法

外敷。早、晚各1次。用棉球蘸药酒搽患处，再入药酒中8分钟。

贮藏方法

放在干燥阴凉避光处保存。

注意事项

若加红糖1000克，其余同上，每次15毫升，治寒性腹痛

制作方法

1. 将下述配方中生姜捣碎，连汁放入容器中。
2. 将白酒倒入容器中，与药材充分混合。
3. 将容器中的药酒密封浸泡2日。
4. 过滤去渣后，取药酒外用。

功能效用

此款药酒具有消毒除菌的功效，主治手癣、足癣等症。

药材配方

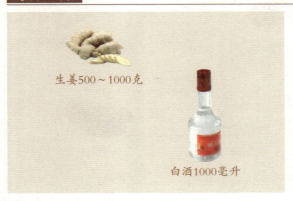

生姜500～1000克

白酒1000毫升

特别提示

有临床报道，将生姜洗净捣烂成汁，调敷后对沸水烫伤的止痛效果很好。有水疱红肿者，能消炎去水疱。

一号癣药水

使用方法

外敷。每日 3 ~ 4 次，用棉球蘸药酒搽于患处。

贮藏方法

放在干燥阴凉避光处保存。

注意事项

皮肤糜烂症状者忌用。

制作方法

1. 将下述配方中枯矾捣碎，硫黄研磨成细粉，除樟脑外其他药材放入容器中。
2. 加白酒时第 1 次 1600 毫升，第 2 次 1200 毫升，第 3 次 1200 毫升，每次间隔 2 日取药液，最后将 3 次药液混合在一起。
3. 将樟脑溶入药液，待澄清，取上层清液做为药酒外用。

功能效用

此款药酒具有杀虫止痒的功效，主治手癣、体癣等症。

药材配方

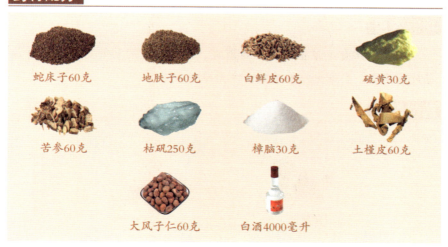

蛇床子60克　　地肤子60克　　白鲜皮60克　　硫黄30克

苦参60克　　枯矾250克　　樟脑30克　　土槿皮60克

大风子仁60克　　白酒4000毫升

痱 子

豆薯子酒

使用方法

外敷。每日2次，每次20分钟，连用3周。用棉球蘸药酒后湿敷患处。

贮藏方法

放在干燥阴凉避光处保存。

注意事项

豆薯子对中枢神经系统，特别对呼吸中枢有毒害作用，所以，切勿内服。

制作方法

1. 将下述配方中豆薯子下锅炒黄后研磨成粗粉，放入容器中。
2. 将乙醇倒入容器中，与药粉充分混合。
3. 将容器中的药酒密封浸泡2日后取出。
4. 过滤去渣后，取药酒外用。

功能效用

豆薯子具有生津止渴、解酒消毒、降低血压的功效。此款药酒具有散风活络、去痱止痒的功效，主治痱子。

药材配方

豆薯子50克

75%乙醇250毫升

参冰三黄酊

制作方法

1. 将下述配方中黄连、生大黄、雄黄、苦参分别捣碎，放入容器中。
2. 将乙醇倒入容器中，与药材充分混合。
3. 密封浸泡 2～3 日。
4. 加入冰片，待其溶化后取药酒外用。

功能效用

　　黄连具有清热祛湿、泻火解毒的功效；生大黄具有清热祛湿、泻火解毒、活血化瘀的功效。此款药酒具有消炎解毒、祛痱止痒的功效，主治痱子。

药材配方

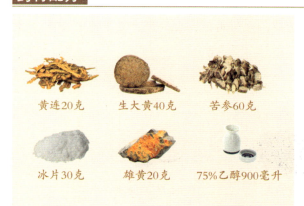

黄连20克　　生大黄40克　　苦参60克

冰片30克　　雄黄20克　　75%乙醇900毫升

特别提示

　　黄连大苦大寒，过服久服易伤脾胃。脾胃虚寒者忌用。

鸡眼和胼胝

补骨脂酊

使用方法

　　外敷。每日1次。温水清洗患处，先刮掉厚皮再蘸药酒涂抹晾干。患处发黑、发软后，继续涂抹，使其自行脱落。

贮藏方法

　　放在干燥阴凉避光处保存。

注意事项

　　用前摇几下，使药酒均匀；用后密封，防止挥发。

制作方法

1. 将下述配方中补骨脂捣碎，放入容器中。
2. 将乙醇倒入容器中，与药材充分混合。
3. 密封浸泡约7日。
4. 过滤去渣，用小瓶分装，取药酒外用。

功能效用

　　补骨脂有较好的抗菌作用。此款药酒具有补肾壮阳、活血通络、润肤止痒、生发祛斑的功效，主治鸡眼、白癜风、扁平疣、斑秃、瘙痒、神经性皮炎等症。

药材配方

补骨脂150克

75%乙醇500毫升

皮肤瘙痒症

活血止痒酒

使用方法

口服。每日60毫升，分2次服用。

贮藏方法

放在干燥阴凉避光处保存。

注意事项

孕妇慎服。

制作方法

1. 将下述配方中蝉蜕、丹参、何首乌、防风放入容器中。
2. 将黄酒倒入容器中，与诸药材充分混合。
3. 将容器上火熬煮至总量的一半。
4. 过滤去渣后取药酒服用。

功能效用

蝉蜕具有散风清热、利咽透疹、退翳解痉的功效；丹参具有活血化瘀、消肿止痛的功效。此款药酒具有活血散风、杀虫止痒的功效，主治血虚型瘙痒性皮肤病。

药材配方

蝉蜕60克

丹参120克

何首乌120克

防风40克

黄酒1200毫升

疥疮

灭疥酒

使用方法

外敷。每日数次，持续 20 日，睡前蘸药酒搽于患处。

贮藏方法

放在干燥阴凉避光处保存。

注意事项

①药酒有毒，切勿口服。②孕妇忌用。

制作方法

1. 将下述配方中雄黄、硫黄、樟脑分别研磨成极细粉，放入容器中。
2. 将白酒倒入容器中，与药粉充分混合。
3. 将混合药酒摇晃均匀。
4. 取药酒外用。

功能效用

　　雄黄具有解毒杀虫、祛湿化痰的功效；硫黄具有杀虫、壮阳的功效。此款药酒具有清热解毒、杀虫止痒的功效，主治疥疮。

药材配方

雄黄12克

硫黄100克

樟脑2克

白酒1000毫升

白鲜酊

使用方法

外敷。用周林频谱治疗仪调至离皮肤 30 厘米处，依皮肤能耐受热度照射 40 分钟，同时反复涂搽药酒，1 周为 1 个疗程。

贮藏方法

放在干燥阴凉避光处保存。

注意事项

尚无禁忌。

制作方法

1. 将下述配方中百部、白鲜皮研磨成细粉，放入容器中。
2. 将白酒倒入容器中，与药粉充分混合。
3. 将药酒摇晃均匀。
4. 取药酒外用。

功能效用

百部具有润肺止咳、杀虫灭虱的功效；白鲜皮具有清热燥湿、散风解毒的功效。此款药酒具有清热解毒、祛湿止痒的功效，主治疥疮等症。

药材配方

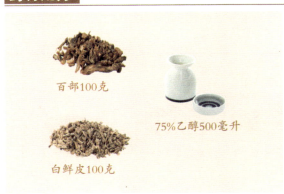

百部100克

75%乙醇500毫升

白鲜皮100克

特别提示

直接用百部根泡酒，可有效治疗咳嗽。

足 癣

黑豆酒

使用方法

口服。酌量服用，常令酒气相伴。

贮藏方法

放在干燥阴凉避光处保存。

注意事项

儿童勿过食。

制作方法

1. 将下述配方中黑豆翻炒，白芷、薏苡仁分别捣碎，一同放入容器中。
2. 将黄酒倒入容器中，与药材充分混合。
3. 密封浸泡约 7 日，过滤去渣后取药酒服用。
4. 或隔水加热，浸渍 12 小时后取药酒服用。

功能效用

黑豆具有降低胆固醇、补肾益脾的功效。此款药酒具有利水杀虫、温经散风、活血通络的功效，主治足癣、头晕目眩、抽筋疼痛、小便不畅等症。

药材配方

黑豆750克

白芷90克

薏苡仁180克

黄酒4500毫升

二牛地黄酒

使用方法

空腹口服。每日 2 ~ 3 次，每次 20 ~ 30 毫升，用温水服。

贮藏方法

放在干燥阴凉避光处保存。

注意事项

阴虚血燥者慎服。

制作方法

1. 先将下述配方中牛蒡根去皮，再将所有药材分别捣碎，放入洁净的纱布袋中，然后将此纱布袋放入容器中。
2. 加入白酒，密封浸泡约 7 日。
3. 过滤去渣后取药酒服用。

功能效用

生地黄有抗真菌作用；独活有镇痛抗炎、抗菌的作用；牛蒡根能祛风热、消肿毒。此款药酒具有活血通络、温经驱寒、散风祛湿的功效，主治风毒脚气、四肢乏力、抽筋疼痛等症。

药材配方

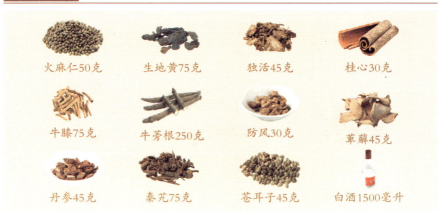

火麻仁50克　　生地黄75克　　独活45克　　桂心30克

牛膝75克　　牛蒡根250克　　防风30克　　萆薢45克

丹参45克　　秦艽75克　　苍耳子45克　　白酒1500毫升

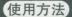
二味独活酒

使用方法

　　口服。酌量服用，量由少增多，常令酒气相伴。

贮藏方法

　　放在干燥阴凉避光处保存。

注意事项

　　孕妇忌服；忌与半夏、天花粉、贝母、白蔹、白及共用。

制作方法

1. 将下述配方中制附子、独活分别研磨成细粉，放入洁净的纱布袋中，然后将此纱布袋放入容器中。
2. 将白酒倒入容器中，浸没装有药材的纱布袋。
3. 密封浸泡约 7 日。
4. 过滤去渣取药酒服用。

功能效用

　　制附子具有回阳救逆、补火壮阳、散风祛湿的功效；独活有抗炎作用。此款药酒具有活血通络、舒筋驱寒、温经祛湿的功效，主治足癣。

药材配方

制附子300克

独活300克

白酒4000毫升

三味牛膝酒方

使用方法

口服。每次 50 克，加白酒 500 毫升煮至七成，饭前服。

贮藏方法

放在干燥阴凉避光处保存。

注意事项

脾胃有湿邪者、阳虚者忌服。

制作方法

1. 先将下述配方中生地黄净洗，控干晒 2 日，与牛膝、虎骨（牛骨代）分别捣烂，用纸裹住，以黄泥加固。
2. 用火炙药团，控制火候，勿使黄泥干裂。
3. 将药团烤至黄泥干固，用灰火炙半日，再以炭火烧之。
4. 待药团冷却，去掉黄泥、纸，将里面的诸药材捣为散粉状。

功能效用

生地黄具有清热生津、滋阴补血的功效。此款药酒具有强身健体、祛湿止泻的功效，主治少腹滞痛、腰膝水肿、足趾冰冷、筋骨乏力等症。

药材配方

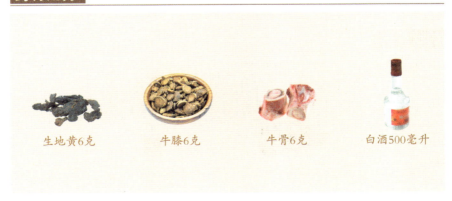

生地黄6克　　　牛膝6克　　　牛骨6克　　　白酒500毫升

荨麻疹

浮萍酒

使用方法

①外敷。每日 2 次，用棉球蘸药酒搽于患处。②口服。每日 2 次，每次 30 ~ 50 毫升。

贮藏方法

放在干燥阴凉避光处保存。

注意事项

无。

制作方法

1. 将下述配方中浮萍捣烂，放入容器中。
2. 将白酒倒入容器中，与药材充分混合。
3. 密封浸泡约 7 日。
4. 过滤去渣后取药酒服用和外用。

功能效用

浮萍具有清热杀虫、防治心血管疾病的功效。此款药酒具有活血祛风、杀虫止痒的功效，主治荨麻疹、过敏性皮疹、皮肤瘙痒等症。

药材配方

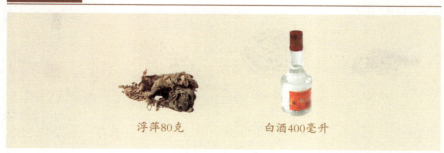

浮萍80克　　　　白酒400毫升

独活肤子酒

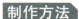

使用方法

空腹口服。每日 3 次，每次 10 ~ 15 毫升。

贮藏方法

放在干燥阴凉避光处保存。

注意事项

阴虚血燥者慎服。

制作方法

1. 将下述配方中地肤子、独活、当归分别研磨成粗粉，放入容器中。
2. 将白酒倒入容器中，与诸药粉充分混合。
3. 将诸药材熬煮至沸腾后放凉。
4. 过滤去渣后取药酒服用。

功能效用

地肤子具有清热祛湿、散风止痒的功效；独活具有散风祛湿、驱寒止痛的功效。此款药酒具有活血通络、清热解毒、祛风透疹的功效，主治荨麻疹。

药材配方

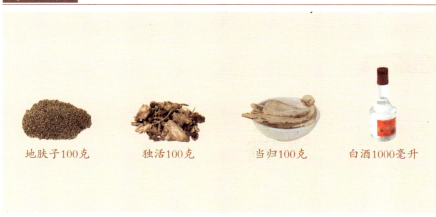

地肤子100克　　独活100克　　当归100克　　白酒1000毫升

烧烫伤

当紫芝酒

使用方法

外敷。每日 5 次，用棉球蘸药酒后贴于烧伤面。

贮藏方法

放在干燥阴凉避光处保存。

注意事项

①热盛出血者忌用。②湿盛中满、大便溏泄者慎用。

制作方法

1. 将下述配方中当归、紫草、生白芷装入大口瓶中。
2. 将乙醇倒入大口瓶中，与诸药材充分混合。
3. 将大口瓶中的药酒密封浸泡 1 日后取出。
4. 过滤去渣后，取药酒外用。

功能效用

当归具有补血活血、调经止痛、润燥滑肠的功效；紫草具有凉血活血、解毒透疹的功效。此款药酒具有清热解毒、消炎止痛的功效，主治烧伤。

药材配方

当归25克

紫草20克

生白芷20克

95% 乙醇200毫升

复方五加皮酊

使用方法

外敷。每日 5 次，每次喷 10 下。清洁后喷洒药液于患处。

贮藏方法

放在干燥阴凉避光处保存。

注意事项

阴虚火旺者慎用。

制作方法

1. 将下述配方中五加皮、紫草捣碎，放入容器中。
2. 加入乙醇，密封浸泡 2 日后过滤，留渣。
3. 取滤液于容器中，加入冰片、薄荷油。
4. 待冰片、薄荷油与滤液溶解，搅拌均匀后取药酒外用。

功能效用

五加皮具有预防肿瘤、抵抗疲劳、降低血液黏稠度、防止动脉粥样硬化形成的功效。此款药酒具有活血、抗感染的功效，主治烧伤、重度烧伤等症。

药材配方

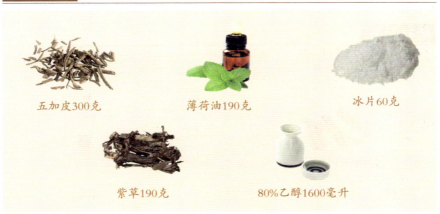

五加皮300克　　　薄荷油190克　　　冰片60克

紫草190克　　　80%乙醇1600毫升

跌打损伤

苏木行瘀酒

使用方法

空腹口服。早、中、晚各1次，1剂分6份，睡前服用。

贮藏方法

放在干燥阴凉避光处保存。

注意事项

孕妇忌服。

制作方法

1. 将下述配方中苏木研磨成细粉，放入容器中。
2. 将清水、白酒倒入容器中。与药粉充分混合。
3. 将容器上火，用文火熬煮至总量为1000毫升的药液。
4. 过滤去渣后，取药酒服用。

功能效用

苏木是一种活血药，具有活血祛瘀、散风止痛的功效。此款药酒具有活血消炎、止痛消肿的功效，主治跌打损伤、肿痛。

药材配方

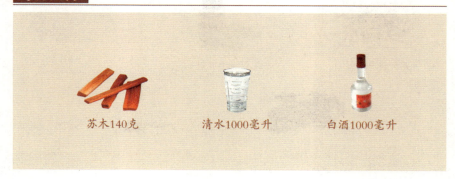

苏木140克　　　　清水1000毫升　　　　白酒1000毫升

闪挫止痛酒

使用方法

口服。1次服完。外敷。药渣外用敷于患处，以愈为度。

贮藏方法

放在干燥阴凉避光处保存。

注意事项

①热盛出血患者忌服。②湿盛中满、大便溏泄者慎服。

制作方法

1. 将下述配方中当归、川芎、红花、茜草、威灵仙放入容器中。
2. 将白酒倒入容器中，与下述配方中药材充分混合。
3. 将容器中的药材用文火熬煮至熟。
4. 过滤，留渣，取药酒服用，药渣外敷。

功能效用

当归具有补血活血、调经止痛、润燥滑肠的功效。此款药酒具有活血化瘀、散风消炎、止痛消肿的功效，主治跌打损伤、肿痛、闪挫伤、功能活动障碍等症。

药材配方

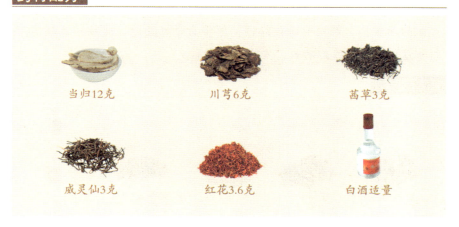

当归12克　　　　川芎6克　　　　茜草3克

威灵仙3克　　　　红花3.6克　　　　白酒适量

湿 疹

苦参百部酒

使用方法

外敷。每日 2 ~ 3 次，用棉球蘸药酒搽于患处。

贮藏方法

放在干燥阴凉避光处保存。

注意事项

脾胃虚寒者忌用。

制作方法

1. 将下述配方中苦参、百部、雄黄、白鲜皮分别研磨成粗粉，放入容器中。
2. 将白酒倒入容器中，与诸药粉充分混合。
3. 将容器中的药酒密封浸泡 7 ~ 10 日后取出。
4. 取药酒外用。

功能效用

　　苦参具有清热祛湿、杀虫利尿的功效；百部具有润肺止咳、杀虫灭虱的功效；白鲜皮有清热燥湿、解毒止痒之功效。此款药酒具有清热祛湿、杀虫止痒的功效，主治湿疹等症。

药材配方

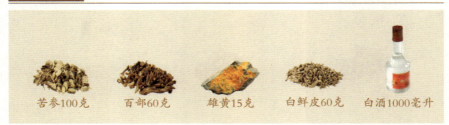

| 苦参100克 | 百部60克 | 雄黄15克 | 白鲜皮60克 | 白酒1000毫升 |

蛇床苦参酒

使用方法

外敷。每日 2 ～ 3 次，用棉球蘸药酒搽于患处。

贮藏方法

放在干燥阴凉避光处保存。

注意事项

脾胃虚寒者忌用。

制作方法

1. 将下述配方中蛇床子、苦参、白鲜皮、防风、明矾研磨成粗粉，放入容器中。
2. 加入白酒，密封，前 1 周每日搅拌 1 次，之后每周搅拌 1 次。
3. 密封浸泡 30 日后，过滤取清液，压榨残渣取滤液。
4. 将清液、滤液混合，静置后过滤，取药酒外用。

功能效用

　　苦参具有清热祛湿、杀虫利尿的功效。此款药酒具有散风祛湿、解毒止痒的功效，主治神经性皮炎、慢性湿疹、扁平疣、汗疹、皮肤瘙痒等症。

药材配方

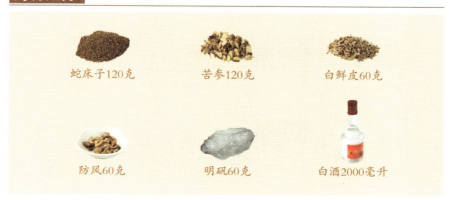

蛇床子120克　　　　苦参120克　　　　白鲜皮60克

防风60克　　　　明矾60克　　　　白酒2000毫升

107

苦参地肤酒

使用方法

外敷。每日3次，用棉球蘸药酒搽于患处。

贮藏方法

放在干燥阴凉避光处保存。

注意事项

脾胃虚寒者忌用。

制作方法

1. 将下述配方中苦参、地肤子、白鲜皮、豨莶草、明矾分别研磨成粗粉，放入洁净的纱布袋中，然后将此纱布袋放入容器中。
2. 加入白酒，密封浸泡约15日后取药酒外用。
3. 或隔水熬煮至药液剩下一半，放凉后取药酒外用。

功能效用

　　苦参具有清热祛湿、杀虫利尿的功效。此款药酒具有清热祛温、散风止痒的功效，主治阴囊湿疹、肛门湿疹、瘙痒难耐、阴部瘙痒等症。

药材配方

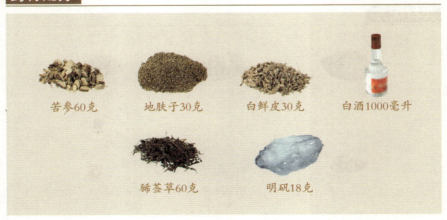

苦参60克　　地肤子30克　　白鲜皮30克　　白酒1000毫升

豨莶草60克　　明矾18克

五子黄柏酒

使用方法

外敷。每日3次，用棉球蘸药酒搽于患处。

贮藏方法

放在干燥阴凉避光处保存。

注意事项

脾虚泄泻，胃弱食少者忌用。

制作方法

1. 将配方中地肤子、苍耳子、蛇床子、黄药子、五倍子、黄柏分别研磨成粗粉，放入容器中。
2. 加入白酒，每日摇晃1次。
3. 密封浸泡约15日，取药酒外用。

功能效用

此款药酒具有活血通络、清热祛湿、消肿止痛、散风止痒的功效，主治湿疹、阴囊湿疹等症。

药材配方

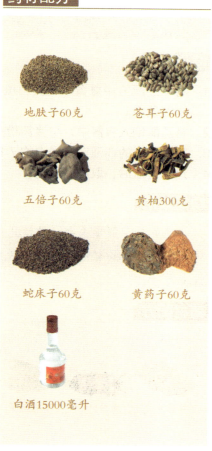

地肤子60克

苍耳子60克

五倍子60克

黄柏300克

蛇床子60克

黄药子60克

白酒15000毫升

神经性皮炎

外擦药酒方

使用方法

外敷。每日 2～3 次，用棉球蘸药酒搽于患处。

贮藏方法

放在干燥阴凉避光处保存。

注意事项

阴亏血虚者、孕妇忌用。

制作方法

1. 将下述配方中雄黄、硫黄、斑蝥、白及、轻粉分别研磨成细粉，放入容器中。
2. 将乙醇倒入容器中，与诸药粉充分混合。
3. 将容器中的药酒密封浸泡约 7 日后取出。
4. 过滤去渣后，取药酒外用。

功能效用

　　雄黄具有解毒杀虫、祛湿化痰的功效；硫黄具有杀虫、壮阳的功效。此款药酒具有清热解毒、活血祛风、杀虫止痒的功效，主治神经性皮炎。

药材配方

雄黄30克　斑蝥20个　硫黄30克　白及30克　轻粉适量　75%乙醇400毫升

红花酊

使用方法

外敷。每日 3 ~ 4 次，用棉球蘸药酒搽于患处。

贮藏方法

放在干燥阴凉避光处保存。

注意事项

①皮损流水者忌用。②治疗期禁烟禁酒，起居规律。

制作方法

1. 将下述配方中红花、樟脑、冰片放入容器。
2. 将白酒倒入容器中，与诸药材充分混合。
3. 将容器中的药酒密封浸泡约 7 日后取出。
4. 过滤去渣后取药酒外用。

功能效用

　　红花具有活血通经、散瘀止痛的功效。此款药酒具有活血祛湿、杀虫止痒的功效，主治神经性皮炎、慢性皮炎、结节性痒疹、玫瑰痤疮、皮肤瘙痒、湿疹等症。

药材配方

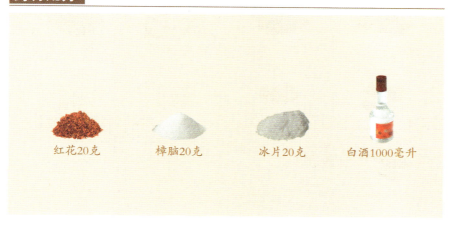

红花20克　　　樟脑20克　　　冰片20克　　　白酒1000毫升

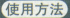
神经性皮炎药水

使用方法

外敷。每日 2 ~ 3 次，用棉球蘸药酒搽于患处。

贮藏方法

放在干燥阴凉避光处保存。

注意事项

勿涂在破损的伤口上，阴部及肛门周围不宜涂用。

制作方法

1. 将下述配方中药材研磨成粗粉，用 20 目筛过滤后取净粉和匀。
2. 将土槿皮酊加水调至含醇量 50%，与净粉和匀后再加乙醇浸渍 2 日。
3. 按渗漉法以每分钟 3 毫升渗漉，集渗源液 3200 毫升，过滤后取药酒外用。

功能效用

此款药酒具有活血散风、杀菌止痒的功效，主治神经性皮炎、厚皮癣、各类顽癣等症。

药材配方

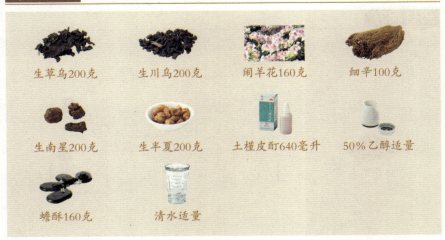

生草乌200克　　生川乌200克　　闹羊花160克　　细辛100克

生南星200克　　生半夏200克　　土槿皮酊640毫升　　50%乙醇适量

蟾酥160克　　清水适量

112

苦参酊

> **使用方法**
>
> 　外敷。每日 2 ～ 3 次，用棉球蘸药酒搽于患处。
>
> **贮藏方法**
>
> 　放在干燥阴凉避光处保存。
>
> **注意事项**
>
> 　脾胃虚寒者忌用。

制作方法

1. 将下述配方中苦参、徐长卿放入容器中，加清水熬煮 2 次。
2. 将药液过滤去渣，浓缩至 40 ～ 50 毫升。
3. 加入乙醇，静置 2 日后过滤去渣。
4. 加入白降丹、麝香（人工），搅拌均匀后取药酒外用。

功能效用

　　苦参具有清热祛湿、杀虫利尿的功效。此款药酒具有清热解毒、散风止痒、凉血止痛、活血化瘀、抗菌消炎的功效，主治神经性皮炎。

药材配方

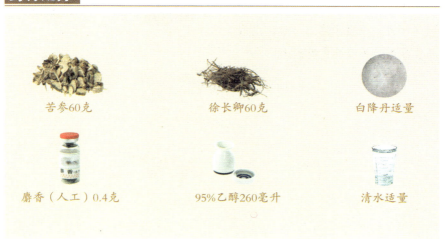

苦参60克　　　　　徐长卿60克　　　　　白降丹适量

麝香（人工）0.4克　　95%乙醇260毫升　　　清水适量

顽癣药酒方

制作方法

1. 将配方中药材分别捣碎，放入容器中。
2. 将白酒倒入容器中密封浸泡约7日，取药酒外用。

功能效用

　　苦参具有清热祛湿、杀虫利尿的功效；海桐皮有一定的抗菌作用；槟榔具有驱虫、抗病原微生物的作用。此款药酒具有清热解毒、散风祛湿、杀虫止痒的功效，主治各类顽癣，神经性皮炎等症。

药材配方

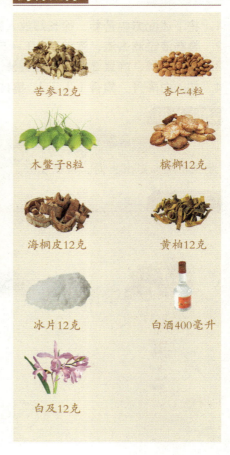

苦参12克

杏仁4粒

木鳖子8粒

槟榔12克

海桐皮12克

黄柏12克

冰片12克

白酒400毫升

白及12克

复方斑蝥酒

使用方法

外敷。每日 2 ~ 3 次，用棉球蘸药酒搽于患处。

贮藏方法

放在干燥阴凉避光处保存。

注意事项

有水疱的情况，先以甲紫溶液擦涂至水疱消失，再续用。

制作方法

1. 将下述配方中斑蝥、徐长卿、大蒜头、花椒、冰片分别捣碎，放入容器中。
2. 将白酒倒入容器中，与诸药材充分混合。
3. 将容器中的药酒密封浸泡约 7 日后取出。
4. 过滤去渣后取药酒外用。

功能效用

徐长卿具有散风祛湿、止痛止痒的功效。此款药酒具有凉血活血、清热解毒、麻醉止痒的功效，主治神经性皮炎。

药材配方

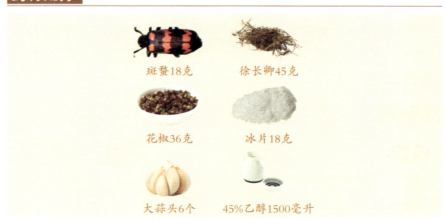

斑蝥18克　　　　徐长卿45克

花椒36克　　　　冰片18克

大蒜头6个　　45%乙醇1500毫升

银屑病（牛皮癣）

斑蝥百部酊

使用方法

外敷。每日 1～2 次，用棉球蘸药酒搽于患处。

贮藏方法

放在干燥阴凉避光处保存。

注意事项

无。

制作方法

1. 将下述配方中斑蝥、紫荆皮、生百部、槟榔分别研磨成粗粉，放入容器中。
2. 加入乙醇，密封浸泡 7 日，过滤去渣。
3. 加入樟脑，待其溶解。
4. 将乙醇加至 6400 毫升，混匀后取药酒外用。

功能效用

生百部具有润肺止咳、杀虫灭虱的功效；樟脑具有祛湿杀虫、温散止痛、开窍避秽的功效。此款药酒具有散风祛湿、杀虫止痒的功效，主治牛皮癣。

药材配方

斑蝥100克　樟脑160克　槟榔200克　60%乙醇6400毫升　生百部960克　紫荆皮适量

牛皮癣酒

使用方法

外敷。每日 2 次，用棉球蘸药酒搽于患处。

贮藏方法

放在干燥阴凉避光处保存。

注意事项

牛皮癣急性期者忌用。

制作方法

1. 将下述配方中白及、生百部、槟榔、川椒捣碎放入渗漉器。
2. 将斑蝥研磨成细粉，置顶层加盖特制木孔板。
3. 加白酒密封浸泡 7 日，按渗漉法取渗源液、滤液。
4. 按比例加入苯甲酸，拌匀并过滤，取药酒外用。

功能效用

　　此款药酒具有软坚散结、杀虫止痒的功效，主治牛皮癣、手癣、足癣、神经性皮炎等症。

药材配方

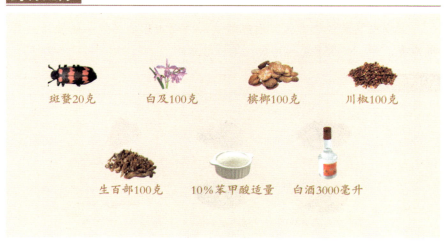

斑蝥20克　　白及100克　　槟榔100克　　川椒100克

生百部100克　　10%苯甲酸适量　　白酒3000毫升

寻常疣

消疣液

使用方法

　　外敷。每日 3 次，每次 5 分钟，持续 3 ~ 6 周，用棉球蘸药酒于患处稍用力搽拭。

贮藏方法

　　放在干燥阴凉避光处保存。

注意事项

　　切勿内服，腰痛非风湿者不宜用，血少火炽者禁用。

制作方法

1. 将下述配方中海桐皮、地肤子、蛇床子、青龙衣、新鲜土大黄分别捣碎，放入容器中。
2. 将高粱酒倒入容器中与药材混合。
3. 密封浸泡 30 日，取药酒外用。

功能效用

　　海桐皮具有散风祛湿、通经活络、杀虫止痒的功效。此款药酒具有消炎止痛、散结去疣的功效，主治寻常疣。

药材配方

海桐皮240克

地肤子240克

青龙衣24克

新鲜土大黄1000克

蛇床子240克

高粱酒1000毫升

蝉肤白花酒

使用方法

外敷。每日5~6次，用棉球蘸药酒搽于患处，以愈为度。

贮藏方法

放在干燥阴凉避光处保存。

注意事项

用药期间尽量避免食用鱼、虾、蟹等海鲜产品，以及葱、蒜、辣椒、烟酒等刺激性食物。

制作方法

1. 将下述配方中蝉蜕、白鲜皮、红花、地肤子、明矾分别捣碎，放入容器中。
2. 将乙醇倒入容器中，与诸药材充分混合。
3. 密封浸泡3日。
4. 过滤去渣后取药酒外用。

功能效用

蝉蜕具有散风清热、利咽透疹、退翳解痉的功效；白鲜皮具有清热燥湿、散风解毒的功效。此款药酒具有活血散风、杀菌去疣的功效，主治扁平疣。

药材配方

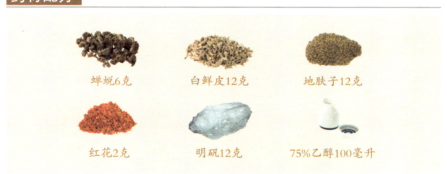

蝉蜕6克　　　　白鲜皮12克　　　　地肤子12克

红花2克　　　　明矾12克　　　　75%乙醇100毫升

119

脂溢性皮炎

皮炎液

使用方法

外敷。每日 3 次。轻摇药液，用棉球蘸药酒搽于患处，以愈为度。

贮藏方法

放在干燥阴凉避光处保存。

注意事项

勿口服，治疗股癣，硫黄、轻粉加倍，治疗阴囊炎去掉硫黄、轻粉，对头部脂溢性皮炎继发感染者，可加入明雄黄 6 克。

制作方法

1. 将下述配方中硫黄、枯矾、冰片分别研磨成细粉，放入容器中。
2. 将乙醇倒入容器中，与药粉充分混合。
3. 将容器中的药酒密封浸泡 1 日后取出。
4. 过滤去渣后取药酒外用。

功能效用

硫黄具有杀虫、壮阳的功效；冰片具有消肿止痛、清热解毒、散风下火的功效。此款药酒具有解毒祛湿、杀虫止痒的功效，主治脂溢性皮炎、股癣、夏季皮炎等症。

药材配方

硫黄6克

枯矾2克

冰片5克

75%乙醇400毫升

苦参百部酊

使用方法

外敷。每日 1～2 次。用棉球蘸药酒搽于患处，以愈为度。

贮藏方法

放在干燥阴凉避光处保存。

注意事项

脾胃虚寒者忌用。

制作方法

1. 将下述配方中苦参、百部、野菊花分别捣碎，放入容器中。
2. 将乙醇倒入容器中，与药材充分混合。
3. 密封浸泡约 7 日，过滤去渣，取清液备用。
4. 将樟脑研磨成粉末状，加入清液后拌匀，取药酒外用。

功能效用

苦参具有清热祛湿、杀虫利尿的功效；百部具有润肺止咳、杀虫灭虱的功效。此款药酒具有杀菌止痒的功效，主治脂溢性皮炎、桃花癣、玫瑰糠疹、皮肤瘙痒等症。

药材配方

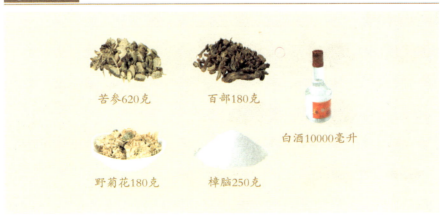

苦参620克　百部180克　白酒10000毫升
野菊花180克　樟脑250克

斑秃、脱发

神应养真酒

使用方法

口服。每日3次，每次10～20毫升。

贮藏方法

放在干燥阴凉避光处保存。

注意事项

外邪实热、脾虚有湿、泄泻者忌服。

制作方法

1. 将下述配方中当归、熟地黄、菟丝子、羌活、天麻、白芍、川芎、木瓜研磨成粗粉，装入洁净的纱布袋后再放入容器。
2. 加白酒密封浸泡49日，经常摇动，去渣后取药酒服用。

功能效用

当归具有补血活血、温经止痛、润燥滑肠的功效。此款药酒具有益气活血、散风活络的功效，主治斑秃、脱发、脂溢性皮炎等症。

药材配方

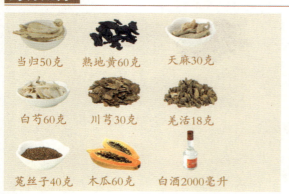

当归50克　　熟地黄60克　　天麻30克

白芍60克　　川芎30克　　羌活18克

菟丝子40克　　木瓜60克　　白酒2000毫升

特别提示

存放当归的容器最好是陶瓷制品，也可装入塑料袋再放入容器中，但忌用铁制容器存放。

枸杞沉香酒

使用方法

外敷。每日 3 次，用棉球蘸药酒搽于患处，以愈为度。

贮藏方法

放在干燥阴凉避光处保存。

注意事项

外邪实热、脾虚有湿、泄泻者忌用。

制作方法

1. 将下述配方中熟地黄、沉香、枸杞子分别捣碎，放入容器中。
2. 将白酒倒入容器中，与药材充分混合。
3. 将容器中的药酒密封浸泡 10 日，经常摇动。
4. 过滤去渣后取药酒外用。

功能效用

　　枸杞子具有降低血糖、减轻脂肪肝、抗动脉粥样硬化的功效。此款药酒具有补肝养肾、益气活血的功效，主治脱发、白发、健忘、不孕等症。

药材配方

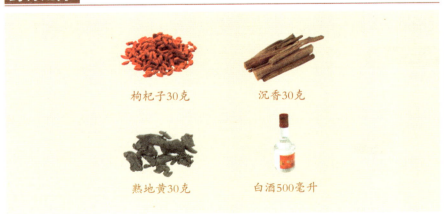

枸杞子30克　　　　沉香30克

熟地黄30克　　　　白酒500毫升

须发早白

首乌当归酒

使用方法

口服。每日 2 次，每次 10 ～ 15 毫升。

贮藏方法

放在干燥阴凉避光处保存。

注意事项

大便溏薄者忌服。

制作方法

1. 将下述配方中何首乌、当归、熟地黄分别捣碎，放入洁净的纱布袋中，然后将此纱布袋放入容器中。
2. 将白酒倒入容器中，与诸药材充分混合。
3. 密封浸泡 14 日，经常摇动。
4. 过滤去渣后，取药酒服用。

功能效用

当归具有补血活血、温经止痛、润燥滑肠的功效。此款药酒具有补肝养肾、益气活血的功效，主治须发早白、腰酸、耳鸣、头晕等症。

药材配方

何首乌60克

当归30克

熟地黄60克

白酒2000毫升

乌发益寿酒

使用方法

口服。每日 2 次，每次 15 ～ 20 毫升。

贮藏方法

放在干燥阴凉避光处保存。

注意事项

脾胃虚寒、肾阳不足者忌服。

制作方法

1. 将下述配方中女贞子、墨旱莲、黑桑葚放入容器中。
2. 将白酒倒入容器中，与诸药材充分混合。
3. 将容器中的药酒密封浸泡 15 日。
4. 过滤去渣后，取药酒服用。

功能效用

墨旱莲具有收敛止血、补肝益肾的功效；黑桑葚被称为"民间圣果"，有延缓衰老、美容养颜的功效。此款药酒具有滋阴补肾、散风清热、乌须黑发的功效，主治须发早白、肝肾不足所致的头晕目眩、腰酸耳鸣、面容枯槁。

药材配方

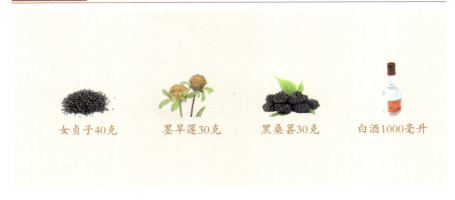

女贞子40克　　　墨旱莲30克　　　黑桑葚30克　　　白酒1000毫升

固本酒

使用方法

空腹口服。每日数次，每次不超过 50 毫升。

贮藏方法

放在干燥阴凉避光处保存。

注意事项

脾胃有湿邪及阳虚者忌服。

制作方法

1. 将配方中生地黄、熟地黄、天门冬、麦门冬、白茯苓、人参分别捣碎，放入容器中。
2. 加黄酒密封浸泡 3 日，后用文武火煮沸至酒黑，取药酒服用。

功能效用

生地黄具有清热生津、滋阴活血的功效。此款药酒具有美容养颜、乌须黑发的功效，主治须发早白、面容枯槁等症。

药材配方

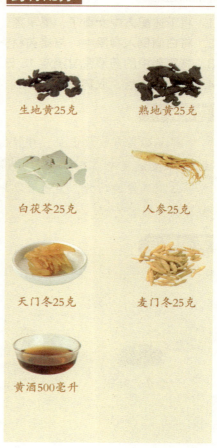

生地黄25克　熟地黄25克

白茯苓25克　人参25克

天门冬25克　麦门冬25克

黄酒500毫升

126

鹤龄酒

使用方法

口服。每日 3 次，每次 20 毫升。

贮藏方法

放在干燥阴凉避光处保存。

注意事项

外邪实热、脾虚有湿、泄泻者忌服。

制作方法

1. 将配方中药材捣碎，装入洁净的纱布袋后再放入容器中。
2. 加白酒密封，再用文火煮沸放凉，埋土中 7 日，去渣后加蜂蜜混匀，取药酒服用。

功能效用

此款药酒具有活血理气、补肝养肾的功效，主治须发早白、未老先衰、齿落眼花、筋骨无力等症。

药材配方

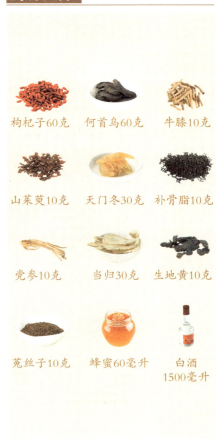

枸杞子60克　何首乌60克　牛膝10克

山茱萸10克　天门冬30克　补骨脂10克

党参10克　当归30克　生地黄10克

菟丝子10克　蜂蜜60毫升　白酒1500毫升

其他皮肤病

苦百酊

使用方法
外敷。每日 2 ~ 3 次。用棉球蘸药酒搽于患处，以愈为度。

贮藏方法
放在干燥阴凉避光处保存。

注意事项
切勿口服。

制作方法

1. 将下述配方中苦参、百部分别捣碎，放入容器中。
2. 将白酒倒入容器中，与诸药材充分混合。
3. 将容器中的药酒密封浸泡约 7 日。
4. 过滤去渣后取药酒外用。

功能效用

苦参具有清热祛湿、杀虫利尿的功效；百部具有润肺止咳、杀虫灭虱的功效。此款药酒具有清热祛湿、杀虫止痒的功效，主治痤疮。

药材配方

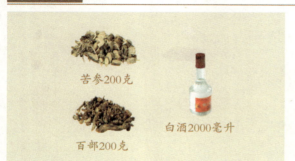

苦参200克

百部200克

白酒2000毫升

特 别 提 示

苦参用于治疗麻风病时，常与大风子等同用。

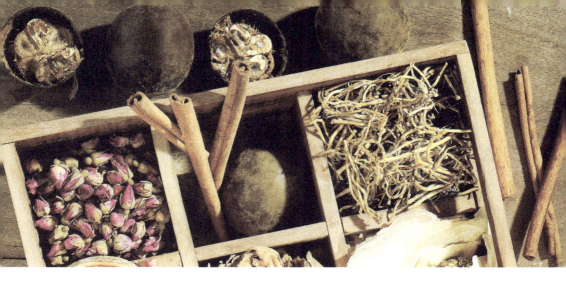

第七章

防治风湿痹痛类疾病的药酒

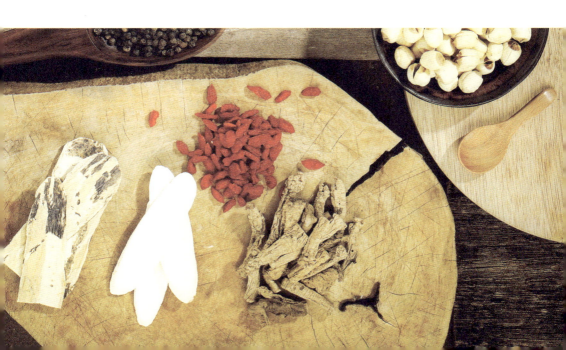

独活寄生酒

使用方法

口服。早、晚各1次，每次10毫升，30日为1个疗程。饭后温服。

贮藏方法

放在干燥阴凉避光处保存。

注意事项

便秘、痰咳、溃疡发热、阴虚阳亢、口舌生疮者忌服；孕妇忌服。

制作方法

1. 将配方中15味药材分别捣碎，放入洁净的纱布袋中，然后将此纱布袋放入容器中。
2. 加入白酒，密封浸泡14日，过滤去渣，取药酒服用。

功能效用

此款药酒具有散风祛湿、补肝养肾、活血通络、舒筋止痛的功效，主治风湿痹症、怕冷恶风、关节炎、肩周炎、中风偏瘫、硬皮病、脉管炎等症。

药材配方

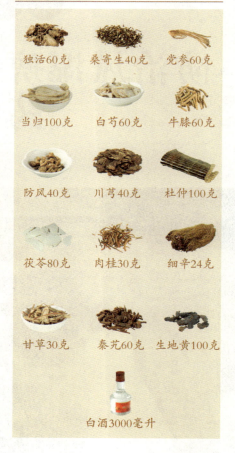

独活60克　桑寄生40克　党参60克

当归100克　白芍60克　牛膝60克

防风40克　川芎40克　杜仲100克

茯苓80克　肉桂30克　细辛24克

甘草30克　秦艽60克　生地黄100克

白酒3000毫升

杜仲丹参酒

使用方法

　　口服。早、晚各 1 次，每次 10 ～ 15 毫升，用温水于饭前服。

贮藏方法

　　放在干燥阴凉避光处保存。

注意事项

　　忌食辛辣、不易消化食物。

制作方法

1. 将下述配方中杜仲、丹参、川芎分别研磨成粗粉，放入洁净的纱布袋中，然后将此纱布袋放入容器中。
2. 将白酒倒入容器中，并密封浸泡约 15 日。
3. 过滤去渣，取药酒服用。

功能效用

　　杜仲具有降血压、强筋健骨的功效；丹参具有祛瘀止痛、凉血消痈的功效。此款药酒具有补肾益肝、活血通络、强筋壮骨、散风止痛的功效，主治风湿痹症、怕冷恶风、冠心病、脉管炎、脑血栓偏瘫、胸闷心悸、腰背僵硬、中老年人气滞血瘀等症。

药材配方

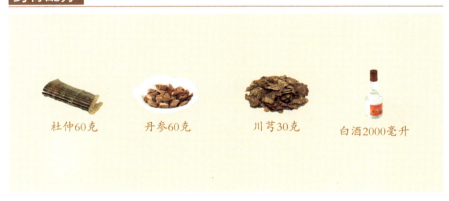

杜仲60克　　　丹参60克　　　川芎30克　　　白酒2000毫升

白花蛇酒

使用方法

口服。每日 2 次，每次 10 ~ 15 毫升。

贮藏方法

放在干燥阴凉避光处保存。

注意事项

白花蛇有毒，务必先炮制加工后，方可使用。

制作方法

1. 将白花蛇去头、骨、尾后晾干。
2. 将下述配方中药材研磨成粗粉，装入洁净的纱布袋后再放入容器。
3. 加入烧酒，密封浸泡约 30 日，取药酒服用。

功能效用

此款药酒具有活血通络、散风祛湿的功效，主治风湿痹证、关节酸痛、恶风发热、苔薄白肿等症。

药材配方

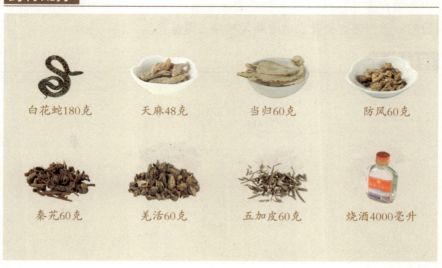

白花蛇180克　天麻48克　当归60克　防风60克

秦艽60克　羌活60克　五加皮60克　烧酒4000毫升

黄精益气酒

使用方法

口服。每日 2 次，每次 15 ~ 20 毫升。

贮藏方法

放在干燥阴凉避光处保存。

注意事项

脾虚有湿者、咳嗽痰多者、中寒泄泻者忌服。

制作方法

1. 将下述配方中黄精洗净，切片。
2. 将黄精放入洁净的纱布袋中，然后将此纱布袋放入容器中。
3. 将白酒倒入容器中，浸没纱布袋。
4. 密封浸泡 30 日后，取药酒服用。

功能效用

　　黄精具有理气养阴、健脾润肺、养肾宁心的功效。此款药酒具有养心益气、润肺和胃、强壮筋骨的功效，主治风湿疼痛、病后体虚血少等症。

药材配方

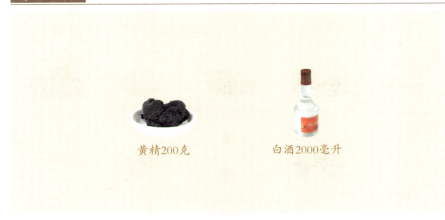

黄精200克　　　　　白酒2000毫升

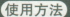
冯了性酒

使用方法

口服。每日2次，每次15毫升。饭前服用。外敷亦可。

贮藏方法

放在干燥阴凉避光处保存。

注意事项

外感发热、阴虚带热者忌服，孕妇忌服。

制作方法

1. 将下述配方中诸药材捣碎入容器蒸透。
2. 用冷浸法，密封浸泡45～60日，取药液服用。
3. 或采用温浸法，密封浸泡后隔水加热2次，取药酒服用。

功能效用

　　此款药酒具有活血通络、散风驱寒、舒筋止痛的功效，主治风湿痹症、跌打损伤、怕冷恶风等症。

药材配方

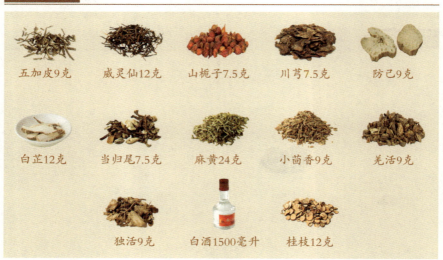

五加皮9克　　威灵仙12克　　山栀子7.5克　　川芎7.5克　　防己9克

白芷12克　　当归尾7.5克　　麻黄24克　　小茴香9克　　羌活9克

独活9克　　白酒1500毫升　　桂枝12克

薏仁酒

使用方法

口服。早、晚各1次，每次10～15毫升。用温水于饭后服用。

贮藏方法

放在干燥阴凉避光处保存。

注意事项

阴虚火旺、便秘者忌服；忌生冷、辛辣、不消化食物。

制作方法

1. 将下述配方中杜仲姜炙、枳壳翻炒，与其余诸药捣碎，放入洁净的纱布袋中，然后将此纱布袋放入容器中。
2. 加米酒密封浸泡约15日。
3. 过滤去渣，取药酒服用。

功能效用

此款药酒具有强筋壮骨、散风祛湿的功效，主治风湿痹症、腰背僵硬、关节肿胀、手足麻木、脘腹虚胀、消化不良、骨质增生等症。

药材配方

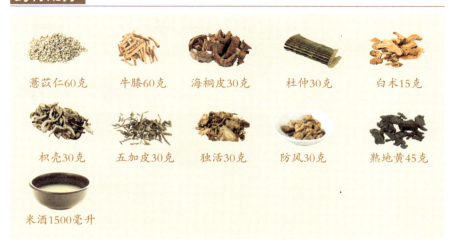

薏苡仁60克　　牛膝60克　　海桐皮30克　　杜仲30克　　白术15克

枳壳30克　　五加皮30克　　独活30克　　防风30克　　熟地黄45克

米酒1500毫升

135

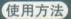
丹参加皮酒

使用方法

　　空腹口服。每日 2～3 次。起初每次 10～20 毫升，逐渐增至 30 毫升，以愈为度。

贮藏方法

　　放在干燥阴凉避光处保存。

注意事项

　　脾胃湿热、肺热干咳者、孕妇、胃溃疡、感冒发热者忌服。

制作方法

1. 将配方中当归、川椒翻炒，与剩余的 11 味药材分别捣碎，放入洁净的纱布袋中，然后将此纱布袋放入容器中。
2. 加入白酒，密封浸泡 7 日。
3. 过滤去渣，取药酒服用。

功能效用

　　此款药酒具有活血通络、理气驱寒、舒筋止痛、强筋壮骨的功效，主治风湿性关节炎、类风湿关节炎、肌肉风湿、怕冷恶风、胸闷心烦、脉管炎等症。

药材配方

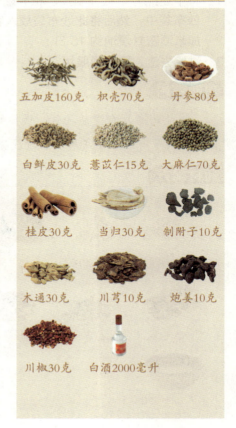

五加皮160克　　枳壳70克　　丹参80克

白鲜皮30克　　薏苡仁15克　　大麻仁70克

桂皮30克　　当归30克　　制附子10克

木通30克　　川芎10克　　炮姜10克

川椒30克　　白酒2000毫升